Markus/Finck

Ich fühle mich krank und weiß nicht, warum

Dr. med. Harold H. Markus
Hans Finck

Ich fühle mich krank und weiß nicht, warum

Candida albicans,
die maskierte Krankheit
Mit Hefepilz-Kontrolldiät

Ehrenwirth
Ratgeber

Die Deutsche Bibliothek – CIP-Einheitsaufnahme

Markus, Harold H.:
Ich fühle mich krank und weiss nicht, warum : Candida albicans, die maskierte Krankheit ; mit Hefepilz-Kontrolldiät / Harold H. Markus ; Hans Finck. – 14. Aufl. – München : Ehrenwirth, 1995
(Ratgeber Ehrenwirth)
ISBN 3-431-03077-7
NE: Finck, Hans:

ISBN 3-431-03077-7, Ehrenwirth

Schwanthalerstraße 91, 80336 München
Gesamtherstellung: Friedrich Pustet Regensburg
Umschlag: Rainald Schwarz, München
Printed in Germany 1995m

Inhalt

»Ich fühle mich krank und weiß nicht, warum«

Eine 28jährige hochbegabte Rechtsanwältin leidet schon seit langem unter einer Reihe von Beschwerden, die mit der Zeit immer stärker und häufiger auftreten. Mittlerweile sieht sie Karriere und Beruf (sie hat einen ausgezeichneten Posten bei einer bekannten großen Firma) gefährdet, so stark sind die Beschwerden. Morgens kommt sie kaum aus dem Bett, sie fühlt sich, als hätte sie die ganze Nacht nicht geschlafen. Außerdem ist sie von starken Muskelschmerzen geplagt. In den letzten Monaten hat sie unaufhaltsam zugenommen, denn sie verspürt einen fast unstillbaren Drang nach Süßigkeiten. Doch der »süße Trost« währt nicht lange, überdeckt ihren Mißmut nur sehr kurzfristig. Am schlimmsten sind das starke Jucken im Bereich von Scheide und Schamlippen, außerdem die seit längerem auftretende Depressivität vor der Menstruation und die starken Wasseransammlungen. Hinzu kommen gelegentlich schwere Unterleibskrämpfe und der Verlust jeglichen sexuellen Interesses.

Der Gynäkologe der jungen Rechtsanwältin behandelt die Symptome lokal, wodurch aber nur sehr kurzfristig eine Besserung eintritt. In letzter Zeit gesellen sich zu den Unterleibsbeschwerden auch starke und häufige Kopfschmerzen. Deshalb überweist der Gynäkologe die Patientin an einen Neurologen. Dieser führt eine vollständige neurologische Untersuchung durch - inklusive Computertomographie und andere Spezialuntersuchungen. Kein Befund. Das Nervensystem funktioniert normal.

Dann treten schwere schmerzhafte Blähungen und Verstopfung hinzu. Stuhl kommt nur gelegentlich und sehr übelriechend. Die Frau leidet an Schwindelgefühlen und Brechreiz. Der Frauenarzt überweist sie zum Internisten. Der prüft die Gallenblase, spiegelt Magen und Dickdarm, röntgt und untersucht den Dünndarm. Die Ergebnisse sind im Normalbereich.

Das ständige Jucken führt zu häufigem Harndrang. Ein Urologe wird hinzugezogen und überprüft Nieren und Nierenfunktion, spiegelt die Blase. Ein- bis zweimal wird die Harnröhre gedehnt - man hofft, dadurch den Harndrang zu beheben: vergeblich. Endlich ist die Urteilsfindung abgeschlossen. Es muß sich um einen psychosomatischen Symptomkomplex handeln. Die Ärzte beschließen, die Patientin wegen ihrer psychischen Labilität an einen Facharzt für Psychotherapie zu überweisen. Nach eingehender Anamnese und einer Reihe therapeutischer Gespräche kommt er tatsächlich zur Diagnose: Psychoneurose!

Immerhin - die psychotherapeutische Betreuung trägt dazu bei,daß sich die Patientin im Geschäfts- und Privatleben sicherer fühlt. Auf Anraten des Psychiaters sucht sie einen zweiten Gynäkologen auf, der viel Erfahrung mit den Blasen-, Harnröhren- und Scheidenbeschwerden hat, über die sie klagt. Nach Besprechung und Untersuchung diagnostiziert er einen chronischen Eileiterkatarrh und eine gleichzeitige Harnröhrenentzündung. Noch einmal wird gedehnt, außerdem kommen Blasenspülungen zur Anwendung. Gegen den Tubenkatarrh werden Antibiotika verordnet.

Als ich diese junge Dame im Alter von 31 Jahren zum ersten Mal sah, beschrieb sie mir diesen Leidensweg mit Tränen in den Augen. »Bin ich vielleicht schon reif für die Nervenklinik?« fragte sie. Ich versicherte ihr, es sei nur zu verständlich, daß sie unter enormem Streß stehe, nachdem ihr so viele Ärzte nicht hätten helfen können. Deshalb sei sie auf keinen Fall schon als »verrückt« zu bezeichnen. Die eingehende Untersuchung ergab die typischen Symptome der Candidiasis: Scheide, Schamlippen und Harnröhre entzündet - die Schleimhäute gerötet und stark juckend. Auch die Enddarmspiegelung deutete in dieselbe Richtung. Der Unterleib war druckempfindlich - ein Zeichen für chronische Entzündung von Eierstock und Eileiter. Hier war mit der Zeit ein Störfeld entstanden, das auch mitbehandelt werden mußte.

Als erstes riet ich der Frau, die Antibabypille abzusetzen und die Ernährung komplett umzustellen, vor allem auf Zucker, Süßigkeiten, Weißbrot und Alkohol zu verzichten. Ich verriet ihr zunächst nicht, daß ich solche oder ähnliche Leidensgeschichten schon einige tausendmal gehört habe. Und daß ich nach der Beschreibung ihrer Beschwerden fast sicher war, daß es sich um eine chronische Form der systemischen Candidiasis handelte.

Das Störfeld im Unterleib sprach gut auf eine Neuraltherapie an, nach einer Ernährungsumstellung und der Therapie mit dem Medikament Nystatin verschwanden alsbald auch die Blasensymptome. Der Ausfluß ging zurück, und der Juckreiz hörte auf. Innerhalb von sechs Monaten hatte sie die fünfzehn Kilogramm Übergewicht wieder verloren. Im Zentrum der Therapie aber stand die Behandlung der vielen Allergien, die zum großen Teil verdeckt waren und erst durch Tests offenbar wurden. Die Patientin reagierte zum Beispiel stark auf Hausstaub, Hausstaubmilben, luftgetragene Pilzsorten wie Alternaria, aber auch auf andere Schimmelpilze und diverse Nahrungsmittel, insbesondere Weizen, Milchprodukte und Zucker. Alle diese Probleme konnten mit den Mitteln der klinischen Ökologie diagnostiziert und behandelt werden

Vielleicht leiden auch Sie unter ähnlich schwer einzuordnenden Beschwerden wie die junge Rechtsanwältin. Oder ein Arzt hat bei Ihnen eine lokale Cadidiasis festgestellt. In beiden Fällen wird Ihnen dieses Buch helfen, sich zu orientieren und die richtige Form der Behandlung zu wählen. Sie werden sehen, daß Sie persönlich sehr viel zum Erfolg der Behandlung beitragen können. Dazu soll dieses kleine Buch Anregung und Hilfestellung sein.

Dr. Harold H. Markus

Candida, der entfesselte Hefepilz

Einführung

Die Odyssee der jungen Rechtsanwältin ist kein Einzelfall. Millionen von Frauen machen in letzter Zeit ähnliche Erfahrungen. Weil bisher noch zu wenig Ärzte an die Möglichkeit einer Candidiasis denken. Weil die Krankheit in derart vielen Formen auftritt, daß Spezialisten aller Art auf den Plan gerufen werden und doch meist mit ihrem Spezialwissen vor einem Rätsel stehen.

In diesem Kapitel wollen wir Ihnen einen kleinen Überblick über die Problematik der Candidiasis geben. Kein Horrorgemälde, aber eine realistische Darstellung der damit eventuell verbundenen Gefahren. Und der Behandlungsmöglichkeiten. Es gibt sie, und sie sind durchaus erfolgversprechend. Alle hier angesprochenen Punkte werden in späteren Kapiteln detailliert wieder aufgegriffen.

Wenn Sie wollen, können Sie nach dieser kurzen Einführung direkt zu den Kapiteln über die Therapiemöglichkeiten übergehen. Oder Sie können sich zunächst eingehend informieren, was der Candida-Pilz im menschlichen Körper anrichten kann. Dabei geht es auch um das Immunsystem. Wir konnten deshalb bei dieser Darstellung auf eine gewisse Anzahl medizinischer Fachausdrücke nicht verzichten, wir bitten Sie, uns das nachzusehen. Es geht schließlich um Ihre Aufklärung und Ihre Gesundheit.

Candida albicans, auch unter der Bezeichnung Monilia bekannt, ist eigentlich ein recht harmloser Hefepilz. Er ist in der Darmflora der meisten Menschen vorhanden, ohne daß es durch ihn zu Beschwerden oder Krankheit käme. Wenn aber bestimmte Faktoren seine Ausbreitung begünstigen, dann kann er sich rasch vermehren und eine Vielzahl akuter und chronischer Symptome verursachen, die auf den ersten Blick kaum mit einer Pilzerkrankung in Zusammenhang zu stehen scheinen. (Neben Candida albicans gibt es noch mehrere andere Candida-Formen sowie einen weiteren, fast gleich aufgebauten Hefepilz - Torulopsis glabrata -, die allerdings alle weit seltener auftreten. Symptome und Behandlung sind bei diesen Formen sehr ähnlich wie bei Candida albicans.)

Eine Candidiasis kann zum Beispiel Grund für diverse akute und chronische Erkrankungen von Haut und Schleimhäuten sein. Am bekanntesten (und am leichtesten diagnostizierbar) ist die Candidiasis im weiblichen Genitalbereich. Sie äußert sich durch Entzündungen an den inneren und äußeren Schamlippen und in der Scheide, die mit Ausfluß und starkem Juckreiz einhergehen. Auch bei Säuglingen und Kleinkindern ist die Erkrankung relativ häufig: in Form von weißlichem stippchen- bis flächenförmigem Belag auf Mundschleimhaut oder Mundwinkeln (Mundsoor).

Gelegentlich tritt eine Candidiasis auch am Nagelbett oder in feuchten Hautzonen auf, so im äußeren Gehörgang, hinter den Ohrläppchen, im Bereich der Nasenflügel und auf der Kopfhaut.

Wenn die Krankheit um sich greift, kann es zu einem sehr ausgedehnten Befall kommen, zur sogenannten Mykose, wobei gelegentlich sogar die Herzklappen angegriffen werden. Bei Patienten mit geschwächtem oder stark gestörtem Immunsystem kann auch eine Blutvergiftung durch den Pilz auftreten, eine sogenannte Candida-Sepsis. Solche Allgemeininfektionen sind gar nicht so selten. Auf 100 der üblichen bakteriellen Blutvergiftungen kommen etwa 50, die durch Candida-Pilze verursacht werden. In vielen Fällen ist das Immunsystem dabei zum Beispiel durch ausgiebige Behandlung mit Antibiotika geschwächt worden.

Wissenschaftliche Untersuchungen haben ergeben, daß Candidiasis der Haut-Schleimhaut-Grenze (also vor allem an Geschlechtsteilen und Mund) regelmäßig mit verschiedenen Abnormitäten und Fehlschaltungen des Immunsystems einhergeht. Gelegentlich scheinen auch Fälle von »polyendokrinem Mangelsyndrom« (also mangelhafter oder unausgewogener Hormonproduktion) mit einer Candidiasis der Haut-Schleimhaut-Grenze in Zusammenhang zu stehen. Sehr dramatische Krankheitsverläufe, wenn man bedenkt, daß ursprünglich nur ein harmloser Hefepilz dahintersteckt.

Wie kommt es dazu, daß der Candida-Pilz in letzter Zeit immer häufiger wie entfesselt um sich greift und sehr ernste Krankheitsphänomene verursacht? In der medizinischen Literatur werden folgende Gründe angegeben:

1. Die Verwendung von Breitspektrumantibiotika, die die normale bakterielle Flora im Darm unterdrücken und so das Wachstum des Candida-Pilzes fördern.
2. Unterwäsche aus synthetischen Fasern. Wenn die Haut nicht atmen kann, wird sie ebenso wie die Schleimhäute für eine Candida-Infektion besonders empfänglich.
3. Feucht-warmes Wetter (besonders im Sommer) kann eine bereits bestehende Infektion verschlimmern.
4. Durch Geschlechtsverkehr mit häufig wechselnden Partnern verbreitet sich die Infektion rapide weiter.
5. Die Antibabypille erhöht das Infektionsrisiko, denn sie ruft Glykogenansammlungen in den reifen Zellen hervor und bietet so der Candida gute Wachstumsmöglichkeiten.
6. Antibakterielle Seifen und parfümierte Toilettenartikel zerstören häufig das Bakterienklima auf der Hautoberfläche, so daß sich der Pilz ohne natürliche Gegner rasant ausbreiten kann. Außerdem reizen derartige Kosmetika häufig Haut und Schleimhäute und machen sie so empfindlicher.

7. Mit der Zeit kommt es zu einer generellen Überempfindlichkeit gegen den Candida-Pilz. Dann kann es vorkommen, daß auch Speisepilze, Schimmelkäse oder sonstige Pilze ähnliche Reaktionen hervorrufen.

Noch vor wenigen Jahrzehnten kam Candida kaum einmal in der weiblichen Scheide vor. Heute findet sich der Pilz bei etwa achtzig Prozent aller Frauen in der Vaginalschleimhaut. Allerdings ruft er dabei nicht immer krankhafte Symptome hervor. Kommt es aber zu Beschwerden, wie zum Beispiel verstärktem Ausfluß, dann kann man davon ausgehen, daß der Pilz auch im Darm vorhanden ist. Allerdings läßt sich der Pilz mit einem normalen Abstrich und Laborkulturen in Darm oder Scheide oft nicht nachweisen.

Wenn die Scheide mit Candida albicans infiziert ist, behandelt man üblicherweise durch das Einbringen von Creme oder Vaginaltabletten (vor dem Schlafengehen). Diese Medikamente müssen im Vaginalsekret löslich sein. Alternativ können betroffene Frauen Nystatin (ein natürliches Antimykotikum mit sehr geringen Nebenwirkungen) in Kaspelform in die Scheide einführen.

Die Patientinnen können auch versuchsweise mit Joghurt oder Buttermilch getränkte Tampons verwenden. Die in diesen Nahrungsmitteln enthaltenen Mikroorganismen (vor allem *Lactobacillus acidophilus*) wirken der Candida-Ausbreitung auf natürliche Weise entgegen. Patientinnen mit chronischer Candidiasis sollten jede Nacht eine Nystatin-Kapsel oder einen Joghurt- bzw. Buttermilchtampon einführen. Diese Behandlung sollte eine Woche vor der Regel beginnen und über mindestens zwei Zyklen weitergeführt werden. Auch nach dem Geschlechtsverkehr empfiehlt sich diese Behandlung, da hierbei eine Neuinfektion stattfinden kann.

Auch das orale Einnehmen von Nystatin in Tabletten-, Pulver- oder Tropfenform (in diesem Fall mit der Dosierpumpe abgemessen) hat sich in der klinischen Praxis lange bewährt. Der Pilz wird dadurch besonders im Magen-Darm-Trakt zurückgedrängt.

Bei schweren oder wiederholt auftretenden Candida-Infektionen aber kann eine immunologische Behandlung erforderlich sein. Die amerikanischen Wissenschaftler Rosendal und Browne haben chronisch wiederkehrende Candidiasis der weiblichen Geschlechtsteile immunologisch (also nicht durch lokale Bekämpfung des Pilzbefalls, sondern durch allgemeine Maßnahmen zur Regeneration des Immunsystems) behandelt. Es gelang ihnen damit, den zeitlichen Abstand von einer Infektion zur nächsten deutlich zu vergrößern. Waren die Patientinnen vor der Behandlung durchschnittlich einmal alle 5,1 Monate infiziert gewesen, so verlangsamte sich danach der Rhythmus der Neuinfektionen auf einmal in 15,7 Monaten. Ob ein Immundefekt oder eine Immunschwächung vorliegt, läßt sich heute durch Labortests relativ leicht feststellen. Dabei wird die Menge der B-Lymphozyten und der T-Zellen bestimmt, außerdem das Verhältnis zwischen T-Suppressor-Zellen und T-Helfer-Zellen. (Die B-Lymphozyten stellen bestimmte Antikörper her, die T-Helfer-Zellen aktivieren bei Bedarf die B-Lymphozyten, die T-Suppressor-Zellen schalten sie »nach getaner Arbeit« wieder ab.) Das Komplement, die Immunglobuline und möglicherweise unterschwellig vorhandene Virusinfektionen sollten ebenfalls bestimmt werden. (Das Komplement ist eine Gruppe zusammenwirkender Proteine mit spezifischen Immunfunktionen. Bei der Immunglobulinen handelt es sich um eine bestimmte Art von Antikörpern. Sie werden aktiviert, wenn Angreifer, auf deren Abwehr sie programmiert sind, in den Körper eindringen.)

Einer der wichtigsten Bestandteile der Candida-Behandlung ist die Anti-Candida-Diät. Die Grundregeln: Keine oder wenig Nahrungsmittel mit hohem Zuckergehalt. Hefehaltige Nahrungsmittel und Getränke sind stark zu reduzieren. Die tägliche Gesamtzufuhr von Kohlehydraten sollte hundert Gramm nicht überschreiten. Auch alle Speisepilze sollten abgesetzt werden, da die Patienten sehr häufig auf Candida-Verwandte allergisch reagieren. Auch Gewürze, Essig, die meisten Käsesorten, Bier, Wein und Sekt sind weitgehend zu vermeiden.

Soweit unser kurzer Überblick.

Wo Sie die in diesem Buch erwähnten Präparate beziehen können:

Bakterienpräparate aus den USA (Laktobazillen und Bifidobakterien): Gesundheitskontor, Postfach 22, 24851 Eggebek
Capristatin – Bio-Apotheke, Frauenstraße 17, 80469 München
Nystatin als Pulver – Bio-Apotheke, s. o.
Vaginalkapseln mit Döderlein Bakterien: in der Apotheke u. a. unter der Bezeichnung »Döderlein-Med« erhältlich
Allergenfreie Vitamin-C-Infusionen: Bio-Apotheke, s. o.
Hefefreie Vitamin- und Mineralpräparate: LF-Naturprodukte, Treenering 105, 24852 Eggebek
Alle anderen in diesem Buch erwähnten Präparate und Wirkstoffe sollten Sie in Ihrer Apotheke bekommen können.

Candida, die große Betrügerin

Schon einmal gab es eine Krankheit, die von den Ärzten oft verkannt wurde. Eine Krankheit, die imstande war, alle möglichen Krankheitsbilder hervorzurufen. Gemeint ist natürlich die Syphilis. Manchmal sah sie auf den ersten Blick wie eine einfache Lebensmittelallergie mit flüchtigem Hautausschlag aus. Mal verursachte sie ernste Herz- und Nervenerkrankungen. Es war wie heute: viele Menschen fühlten sich krank und wußten nicht, warum. Nur wenn der Arzt zufällig an Syphilis dachte, wurden die entsprechenden Laboruntersuchungen durchgeführt. Fanden diese aber zufällig zum falschen Zeitpunkt statt, so ergaben auch sie keinen klaren Hinweis auf die Syphilisinfektion. In den sechziger Jahren setzten sich Penicillin und Antibiotika mehr und mehr durch, so daß der Verbreitung der Syphilis endlich Einhalt geboten werden konnte.

Und jetzt steht die Menschheit wieder vor einem rätselhaften Krankheitsgeschehen, das Ärzte und Patienten an den Rand der Verzweiflung treiben kann. Ein neues Krankheitsbild breitet sich aus, das durch seine Vielseitigkeit mancherlei Krankheiten nachahmen oder vortäuschen kann: die Candidiasis. Hervorgerufen durch den Pilzerreger Candida albicans, früher auch unter dem Namen Monilia albicans bekannt.

Schon Hippokrates kannte im vierten Jahrhundert v. Chr. die typischen Symptome: Ausfluß und Scheidenentzündung. Dieselben Symptome stehen noch heute - zumindest bei Frauen, bei denen die Krankheit ja wesentlich häufiger auftritt - im Vordergrund: Jucken, Entzündung der Schamlippen und käsiger Ausfluß.

Doch die Candida und ihre Krankheitssymptome können sich auch über den ganzen Körper ausbreiten. Was geht dabei vor? Candida ist bei jedem Menschen von Geburt an vorhanden. Da das Immunsystem normalerweise gut funktioniert, breitet sie sich nicht aus und erzeugt keine Beschwerden. Die »freundlichen« Darmbakterien, die der Verdauung und damit unserer Gesundheit dienen, halten die Candida unter Kontrolle. Wo sie sind, kann sich die Candida nicht ausbreiten. Doch wehe, es kommt zu einer Störung des bakteriellen Gleichgewichts im Darm - zum Beispiel durch Gabe eines Breitbandantibiotikums. Derartige Medikamente zerstören meist die Darmflora und drängen die »freundlichen« Bakterien zurück.

Und schon zeigt sich, daß der Hefepilz Candida albicans ein absoluter »Opportunist« ist. Er ergreift sofort den »opportunen« Moment, die günstige Gelegenheit, und vermehrt sich rapide. Deshalb nennt man Candidiasis in der medizinischen Fachsprache eine »opportunistische Infektion«. Die Candida bildet überall im Körper Kolonien und ruft so auch überall Krankheitssymptome hervor. Die Hefeorganismen verursachen durch ihre fadenförmigen Ableger - »Hyphen« und »Myzelien« - Störungen der Immunabwehr. Zur Bekämpfung dieser Hyphen und Myzelien braucht das Immunsystem andere Antikörper als zur Abwehr der Candida. (Die Candida ist derart wandlungsfähig, daß sie in mehr als 75 verschiedenen Varianten - Antigenen - auftritt.) Die Hyphen und Myzelien sondern lebendige Zellen ab, die dann wieder neue Kolonien bilden können. Durch das Blut können sie überall ins Gewebe und auch in die Organe eindringen und sich an beliebiger Stelle weitervermehren.

Wie jede Zelle stirbt auch eine Hefezelle irgendwann. Doch selbst dann ist sie für den Körper noch gefährlich. Sie kann sich zwar nicht mehr vermehren, dafür aber ist sie hochgiftig. Bei ihrem Zerfall werden toxische Substanzen freigesetzt, die das Immunsystem belasten und durch erhöhte Histaminausschüttung Allergien aller Art hervorrufen. (Histamin ist eine in bestimmten Zellen - den Mastzellen - gelagerte Substanz, die als Reaktion auf Immunvorgänge freigesetzt wird. Bei der Ausschüttung treten allergische Reaktionen auf - Gefäßerweiterung, Muskelkontraktionen und Ödeme: der »anaphylaktische Schock«.)

Candida ist potentiell überall. Daher muß bei Frauen das erste Anzeichen einer Candidiasis nicht unbedingt die Reizung der Schamlippen oder der Scheidenausfluß sein. Die Krankheit kann sich zunächst auch durch Herzbeschwerden oder Migräneattacken bemerkbar machen. Oder in Form von Eileiterkatarrh oder Eierstockentzündung. Verstopfung kann durchaus mit einer Candidiasis zusammenhängen (besonders die chronische Verstopfung), gelegentlich aber tritt auch chronischer Durchfall als Symptom der Pilzerkrankung auf. Blähungen können ebenfalls von Candida herrühren. Aber auch wenn ein Patient über diverse Muskel- und Gelenkschmerzen klagt, sollte man die Möglichkeit eines Candida-Befalls in Betracht ziehen. Und zwar besonders dann, wenn keine degenerativen Gelenkveränderungen (z.B. Arthrosen oder Arthritis) nachweisbar sind.

Des weiteren kann eine Candidiasis (über den Umweg der Allergien, die sie auslöst) das Nervensystem sowie das endokrine System (also die für die Hormonproduktion verantwortlichen Drüsen) angreifen. Herz und Kreislauf können ebenso betroffen sein wie Harnwege, Geschlechtsorgane und Atemwege. Chronische Rachen- und Nebenhöhlenentzündungen zum Beispiel gehören bei Candidiasis zur Tagesordnung. Auch können Hautausschläge verschiedenster Art auftreten.

In der medizinischen Literatur wird die Candidiasis gern der Frauenheilkunde zugeordnet, eben weil die ersten Symptome so oft an den weiblichen Genitalien auftreten und sich anfangs auch darauf beschränken. Die Krankheit kommt zwar auch bei Männern vor, das weibliche Geschlecht ist jedoch eindeutig anfälliger, was mit bestimmten Hormonumstellungen bei der geschlechtsreifen Frau zusammenzuhängen scheint. Wir gehen im Verlauf des Buches näher auf diese Zusammenhänge ein.

Candidiasis - die neue Massenkrankheit

Warum tritt die Candidiasis heute soviel häufiger auf als früher? In den Vereinigten Staaten leiden mittlerweile circa 40 Millionen Frauen unter dieser Pilzerkrankung, auch in der Bundesrepublik dürften es etwa dreißig Prozent der Frauen, also zehn Millionen sein. Candida folgt in der Statistik dicht hinter Krebs und Herz-Kreislauf-Erkrankungen. Der Verlauf einer Candidiasis mag weniger heimtückisch und tödlich sein als der von Syphilis oder Aids, dennoch darf diese Krankheit auf keinen Fall unterschätzt werden. Die Krankheit trifft Frauen aller Altersgruppen, von sechzehnjährigen Mädchen bis zu Frauen weit jenseits der Wechseljahre.

Warum ist Candida zu einer Massenkrankheit geworden? Da ist einmal der heutzutage inflationäre Gebrauch von Antibiotika. In der Humanmedizin werden Antibiotika oft unnötigerweise verschrieben, zum Beispiel gegen Halsentzündungen oder jugendliche Akne. Besonders Mädchen erhalten sehr häufig starke Medikamente gegen Akne. Das mag zwar auf den ersten Blick ästhetisch sinnvoll sein, kann aber Folgeschäden auslösen. Außerdem nimmt der Mensch über tierische Nahrung (Milch, Eier, Fleisch) schwer überschaubare Mengen von Antibiotika zu sich, wie sie zum Beispiel in der Kälbermast Verwendung finden.

Durch den Einsatz von Breitbandantibiotika werden ganz massiv Mikroorganismen im Körper abgetötet: überall im Körper fällt also totes Gewebe an. Und Pilze mögen totes Gewebe. Auch die Candida-Pilze. Sie gehören zur biologischen Art der »Saprophyten«, das heißt, sie können sich von totem Gewebe ernähren. Das Schlachtfeld, das die Antibiotika hinterlassen, bildet einen vorzüglichen Nährboden für die Ausbreitung der Candida. Gleichzeitig mutieren einzelne Candidazellen unter dem Einfluß der Medikamente und verwandeln sich von ursprünglich harmlosen Mikroorganismen in gefährliche Krankheitserreger.

So können auf »iatrogenem« Wege äußerst schwerwiegende Erkrankungen ausgelöst werden. »Iatrogen«: das heißt »durch die ärztliche Behandlung verursacht«. In diesem Fall wird durch die Nebenwirkungen der ärztlichen Behandlung anderen schlimmen Beschwerden Vorschub geleistet.

Auch andere Medikamente wie zum Beispiel Cortison und Cortisonderivate können den Boden für die Ausbreitung der Pilzerkrankung vorbereiten. Einerseits, indem sie Haut und Schleimhaut derart verändern, daß sich hier die Pilze besser vermehren können. Zum andern hemmen diese Mittel bestimmte Immunfunktionen, so daß die Ausbreitung der Pilze schwieriger aufzuhalten ist.

Sehr folgenreich kann auch die Einnahme der Antibabypille sein. Sie bringt das hormonelle Gleichgewicht im weiblichen Körper durcheinander und kann so den Körper auf vielfältige Weise schwächen. Aus dem gleichen Grunde wirken sich die in der Nutztierhaltung verwendeten Wachstumshormone verheerend aus. Der Pilz findet ein ideales Terrain vor, seine Kolonien können sich rasch ausbreiten und durch ihre Giftabsonderungen Symptome verschiedenster Art hervorrufen. Denn die Candida ist, wie schon erwähnt, ein »opportunistischer Erreger«.

Genau wie die Staphylokokkenstämme, die gegen die üblichen Antibiotika resistent geworden sind und besonders häufig in Krankenhäusern zuschlagen. Erstens, weil sie dort reichlich vorhanden sind, zweitens, weil sie dort viele geschwächte Menschen als Angriffspunkte finden. Ähnlich verhält sich die Candida albicans. Sie vermehrt sich besonders schnell, wenn die Widerstandskraft des Menschen reduziert ist.

So wird verständlich, daß eine ganze Reihe von Faktoren die Entstehung einer Candidiasis begünstigen können. An erster Stelle stehen da natürlich schwere chronische Erkrankungen, besonders Krebs und die Autoimmunerkrankungen wie Diabetes mellitus, multiple Sklerose, Aids, rheumatische Arthritis usw. Aber auch lang andauernde Infektionen, chronische Nahrungsdefizite und Streß kommen als Ursache in Frage.

Streß, das kann zum einen das »normale« hektische Leben in einer Leistungsgesellschaft sein. Pflichten und Aufgaben nehmen nie ein Ende, Zeit ist Geld, viele Menschen gönnen sich kaum eine Ruhepause. Das macht sie anfälliger. Sie beruhigen sich mit Alkohol, Nikotin und Tabletten, wenn nicht gar mit harten Drogen. Sie reißen sich durch wieder andere Tabletten, Kaffee oder Tee gewaltsam aus der Erschöpfung. Sie machen die Nacht zum Tag. Sie leben gegen die naturgegebenen Rhythmen von Spannung und Entspannung. Alle diese Faktoren wirken sich negativ auf das Immunsystem aus.

Zu den entscheidenden Streßfaktoren sind zweifellos auch die zunehmende Belastung der Atemluft, des Wassers und der Nahrung durch Schwermetalle und chemische Gifte zu rechnen. Gleichzeitig nehmen viele Menschen eine »verarmte« Nahrung zu sich: Pizza, Hamburger, Cola, Fertigprodukte mit den wesentlichen Bestandteilen Zucker und Weißmehl. Sie alle sind arm an Ballaststoffen, Vitaminen und Mineralien. Wer sich so ernährt – und das tun die meisten Bürger der Industriestaaten –, wird anfällig, auch für Candidiasis.

Die Candida kennt eine Vielzahl von Symptomen, aber auch eine Vielzahl von Ursachen. Das macht die ärztliche Diagnose doppelt schwierig.

Wie sich die Candida im Körper ausbreitet

Schon bald nach der Geburt gelangt der Pilz mit der Nahrung in den Darm und siedelt sich dort an. Dabei wird er allerdings in der Regel durch normale Darmbakterien unter Kontrolle gehalten. Sie ernähren sich überwiegend von denselben Substanzen wie die Candida und verhindern ihre Ausbreitung auch durch die Produktion pilzhemmender Substanzen.

Doch dann treten irgendwann die erwähnten Streßfaktoren auf, oder der Mensch nimmt Hormone und Antibiotika zu sich. Manchmal geschieht das mit seiner Zustimmung: auf ärztliche Verordnung. Manchmal ohne seine Einwilligung: in Form von medikamentenbelastetem Fleisch. Dadurch kann das empfindliche Gleichgewicht im Darm leicht gestört werden. Die Candida greift um sich.

Wohin geht sie zunächst? Es liegt auf der Hand, daß sie als erstes die nähere Umgebung im Körper befällt, bevor sie auch auf entferntere Regionen übergreift. In der Nähe des Darmausgangs, bei der Frau sogar in nächster Nähe, liegen die Geschlechtsteile. Warm und feucht, bieten die weiblichen Genitalien den idealen Schlupfwinkel für die Candida albicans.

Der Pilz läßt sich an den Scheidenwänden nieder und breitet sich aus. Dadurch kommt es zunächst zu verstärkter Sekretabsonderung, die sich in Form von Scheidenausfluß bemerkbar macht. Der Ausfluß ist nicht übelriechend, erinnert im Geruch an Essig oder Hefe und kann gelegentlich einen quarkartigen Charakter annehmen.

Wenn der Pilz sich so eine Zeitlang ungestört innerhalb der Scheide vermehren konnte, greift er in der Regel auf die Schamlippen über. Sie schwellen an und röten sich stark. Die betroffene Frau leidet unter kaum erträglichem Juckreiz in diesem Gebiet.

Zwischen den Schamlippen befindet sich auch der Ausgang der Harnröhre. Da sie bei Frauen (im Vergleich zu Männern) sehr kurz ist, wird sie - und meistens auch bald die Blase - leicht in Mitleidenschaft gezogen. Die Symptome: Harnröhrenkatarrh und Blasenentzündung. Von dort kann sich der Pilz ohne weiteres weiter ausbreiten, so daß es häufig zu Entzündungen an Eileitern und Eierstöcken kommt sowie zu Störungen der Monatsblutung. Die Blutung kann dabei mal zu stark, mal zu gering oder auch unregelmäßig auftreten.

Am Eingang der Gebärmutter, dem Muttermund, befinden sich bei den meisten erwachsenen Frauen feine Risse. Mögen diese Verletzungen auch noch so minimal sein, sie begünstigen dennoch die Ansiedlung von Candida, das es sich um kleine Wundflächen handelt, die dem Pilz Nahrung bieten. Äußerlich sichtbares Symptom: vermehrter Ausfluß.

Als nächstes Glied in der Kette der Candida-Ausbreitung tritt häufig verstärkt das sogenannte »prämenstruelle Syndrom« (PMS) auf, eine Vielzahl körperlicher und psychischer Beschwerden, die der Menstruation vorausgehen. Diese Problematik behandeln wir in einem gesonderten Kapitel. Kaum einmal tippen die Betroffenen, ihre Freunde und Bekannten, ihre Ärzte in diesem Fall auf Candidiasis.

Außerdem treten jetzt oft sexuelle Probleme auf, viele Frauen verlieren das Interesse am Geschlechtsverkehr oder empfinden Unlust dabei. Auch Unfruchtbarkeit ist keine Seltenheit.

In diesem Stadium treten vielfach Kopfschmerzen und Migräne auf, außerdem Nackenverspannungen. Diese Symptome sind übrigens mit einer adäquaten Behandlung meist schnell zu beheben. Gerade die Beschwerden im Nackenbereich werden aber öfters mit Krankheiten des rheumatischen Formenkreises verwechselt, da sie Schmerzen in Gelenken und Muskulatur verursachen, wie sie in anderen Körperbereichen mit Rheuma einhergehen. Allerdings geben die Laborbefunde fast nie auch nur den geringsten Hinweis auf Rheuma.

Wahrscheinlich hängen diese rheumaähnlichen Symptome mit Allergien zusammen, die durch bestimmte toxische Ausscheidungen der Candida verursacht werden. Gelegentlich kommt es zu starkem Juckreiz bestimmter Hautpartien. Dann ist wahrscheinlich die Haut direkt von der Candida oder anderen Pilzen befallen. Oder die Nervenbahnen, die diese Hautzonen innervieren, sind durch Giftstreuung oder allergische Reaktionen gestört. Ein weiteres allergisches Symptom, das bei Candida-Befall häufig auftritt, ist die übermäßige Empfindlichkeit gegenüber Tabakrauch.

Wenn die Candida sich sehr weit im Körper ausgebreitet hat, greift sie häufig auch die Gefäßwände an. Die Folge können zum Beispiel Durchblutungsstörungen im Gehirn sein, aber auch eine Vielzahl allergischer Reaktionen. Gleichzeitig wird die Candida oft an ihrem ursprünglichen Ausgangsort, dem Darmbereich, derart dominant, daß es vielfach zu Verstopfung oder Durchfall und starkem Afterjucken kommt.

Im Laufe der Ausbreitung einer Candidiasis kann es auch zu Beschwerden im Hals-Nasen-Ohren-Bereich kommen, zum Beispiel zu Ohrensausen, verstopfter Nase und Sehstörungen. Als typische Sehstörung tritt das »Doppelbildsehen« auf.

Einige Forscher sehen auch Zusammenhänge zwischen Candidiasis und schweren und schwersten Erkrankungen. So bringt der amerikanische Wissenschaftler Mandell die multiple Sklerose mit Candidiasis in Verbindung, andere sehen Zusammenhänge zu der Muskelschwäche Myasthenia gravis, zu Dickdarmgeschwüren (Colitis ulcerosa) und Enteritis (Dünndarmentzündung). Nach der Behandlung der Candidiasis konnten solche Symptome vielfach gelindert, allerdings nicht immer völlig beseitigt werden.

Warum die Candida leicht verkannt wird

Candida versteckt sich hinter zahlreichen Masken. Für den Arzt ist die Diagnose einer Candidiasis sehr schwer, weil gelegentlich bestimmte typische Symptome fehlen oder andere Symptome auftreten, die auf den ersten Blick nicht an Candida denken lassen. So passiert es häufig, daß Patienten zur psychologischen Beratung geschickt werden, da im Vordergrund Depression, Mißmut oder psychosomatische Beschwerden stehen. Die Behandlung durch Psychologen wird natürlich bei Candidiasis wenig helfen.

Ein anderes Mal ist nur ein bestimmtes Organ befallen, der Magen-Darm-Trakt etwa. Da liegt dann die Diagnose »Kolitis« oder »Enteritis« auf der Hand, also Dickdarm- oder Dünndarmentzündung. Dann wieder stehen Menstruationsbeschwerden oder abnormer Verlauf der Regel im Vordergrund. Der Gynäkologe mag auf Hormonstörungen oder Erkrankungen der Genitalien tippen – ganz wie es der heutigen Denkweise der Überspezialisierung entspricht. Und er wird womöglich Hormongaben oder Antibiotika verschreiben. Von beiden ist bekannt, daß sie das Grundleiden noch verschlimmern.

Test zur Selbstdiagnose

Nachstehend finden Sie eine Liste mit Beschwerden, die auf den ersten Blick miteinander in keinem Zusammenhang zu stehen scheinen. Machen Sie selbst den Test. Beantworten Sie die folgenden zwanzig Fragen. Welche der angeführten Symptome haben Sie schon bei sich selber festgestellt? Sind es zehn oder mehr, dann ist die Wahrscheinlichkeit ziemlich hoch, daß Sie an einer Candidiasis leiden. Bei fünfzehn ist die Wahrscheinlichkeit äußerst hoch. Und leider haben wir auch schon oft Patientinnen und Patienten gesehen, die mit Leichtigkeit alle zwanzig Fragen mit Ja beantworten.

1. Jucken an Augen oder Nase?
2. Verstopfung?
3. Blähungen?
4. Mißmutigkeit?
5. Gedächtnisstörungen?
6. Juckreiz am After?
7. Schleimhautentzündungen im Nasen- und Rachenraum?
8. Sehstörungen – Probleme durch doppeltes Sehen?
9. Hautausschläge?
10. Belegte Zunge?

11. Allergische Reaktionen?
12. Nahrungsmittelunverträglichkeiten?
13. Empfindlichkeit gegen Haushaltschemikalien?
14. Starke Müdigkeit?
15. Schlafstörungen?

Nur für Frauen:
16. Juckreiz an den Schamlippen?
17. Starker Scheidenausfluß?
18. Häufige Blasenentzündungen?
19. Häufiger Harndrang, verbunden mit dem Gefühl, die Blase nicht ganz entleeren zu können?
20. Unterleibskrämpfe

Wenn das Ergebnis dieses Tests Sie vermuten läßt, daß Sie eventuell mit Candida infiziert sind, denken Sie einmal zurück: Wurden Sie als Jugendliche/r wegen Akne mit Antibiotika behandelt? Hat man Ihnen schon einmal wegen Gelenkschmerzen Cortison verschrieben? Für Frauen: Nehmen Sie die Pille?

Wenn auch diese Faktoren zum Teil oder vollständig auf Sie zutreffen, würde das den Verdacht auf Candidiasis unterstützen. Wir raten Ihnen, sich einer genaueren Untersuchung zu unterziehen.

Wie erkennt eine Frau die Krankheit an sich selbst?

Fast jede Frau hat bei sich schon einmal eine Veränderung des Scheidenausflusses beobachten können. Das kann verschiedene Ursachen haben. Das normale Scheidensekret ist klar und dünnflüssig. Auch wenn es gelegentlich vermehrt ausgeschieden wird, muß das nicht Krankheit bedeuten. Bei einer Infektion der Scheide aber kommt es zu krankhaften Ausflußerscheinungen (auch Leukorrhöe genannt), die sich nach Beschaffenheit, Geruch und Juckreiz unterscheiden.

Die Infektion mit Hämophilusbakterien ist immer mit unangenehmem Geruch verbunden, das Sekret ist grau bis weiß, allerdings tritt selten ein Juckreiz auf.

Die Infektion mit den Kleinstparasiten Trichomonaden äußert sich im allgemeinen durch sehr faulig riechenden grüngelben Ausfluß. Auch hier tritt kein Juckreiz auf.

Bei der Candidiasis kommt es oft zu einer dicken, weißen, käseartigen Sekretion, die im Geruch an Essig oder Hefe erinnert, verbunden mit starkem Juckreiz. Anhand eines Abstrichs vom Vaginalsekret läßt der Hefepilz sich in vielen Fällen direkt nachweisen. In vielen Fällen aber auch nicht, weil die Symptome sich auch aus der Giftstreuung des Pilzes ergeben können. Bei manchen Frauen belegt das Abstrichergebnis eine Candida-Infektion, obwohl keine sichtbaren Symptome auftreten.

Ist der Scheidenausfluß stark, so muß er lokal behandelt werden. Oft kann schon ein joghurtgetränkter Tampon die Beschwerden stark lindern. (Außerdem bietet es sich an, abends vor dem Schlafengehen eine Nystatinkapsel in die Scheide einzuführen. Wenn die Nystatinbehandlung nicht erfolgreich ist, muß man zu Amphotericin-B, als Salbe oder Lotion, greifen oder die Therapie auf Nizoral [Wirkstoff: Ketoconazol] umstellen. Mehr hierzu später.) Als absolut nebenwirkungsfreie Therapie empfiehlt sich auch die Behandlung mit Vaginalkapseln, die »Döderlein«-Bakterien *(Lactobacillusacidophilus)* enthalten, also die natürlichen milchsäurebildenden Scheidenbewohner.

Nun ist Candidiasis, wie bereits dargestellt, nicht nur eine lokale Krankheitserscheinung der Geschlechtsorgane. Oft verschlimmern sich bei Candida-Befall bestehende Allergien, insbesondere bei Patienten, die empfindlich auf Formaldehyd, Kunstfasern (Nylon, Teppichböden) und Produkte der petrochemischen Industrie reagieren. Interessanterweise bessern sich viele dieser umweltbedingten Allergien im Laufe einer Candidiasis-Behandlung, weil der Mensch insgesamt durch weniger Antigene belastet wird, so daß sein Immunsystem mit den Umweltgiften besser fertig werden kann. Dr. W. Rea aus Texas in den USA erklärt dieses Phänomen folgendermaßen: Jeder Mensch hat ein gewisses für ihn spezifisches Maß an Widerstandskraft gegen Umweltgifte und Umweltschäden. Wird dieses Maß überschritten, so stellen sich Krankheitszustände ein. Deshalb empfiehlt es sich, auch bei Allergien und Empfindlichkeiten gegen chemische Substanzen auf Candida zu testen und gegebenenfalls die Behandlung durchzuführen - einfach um die Bereitschaft zur Überreaktion gegen andere Schadstoffe zu verringern.

Bei circa 14 Prozent der von Candida befallenen Frauen treten auch über den Genitalbereich hinaus Hautsymptome auf - manchmal vereinzelt, aber eventuell auch großflächig über den ganzen Körper verteilt. Häufig treten in Verbindung mit Candidiasis auch das seborrhoische Ekzematoid (scharf begrenzte rundliche, gelblichrote, mit fettigen Schuppen bedeckte Herde an talgdrüsenreichen Stellen) oder Schuppenflechte auf. Da die Psoriasis oder Schuppenflechte oft von zum Teil schwerwiegenden Gelenkentzündungen begleitet ist, empfiehlt sich gerade hier eine allgemeine Candida-Behandlung. Auch wenn die Pilzinfektion auf Finger- und Zehennägel und Finger und Zehen selbst übergreift, sollte eine allgemeine, nicht nur lokale Candidiasis-Behandlung durchgeführt werden.

Die Immunschwäche, die sich nach längerer chronischer Candidiasis meist einstellt, erklärt sich dadurch, daß die T-Zellen in ihrer Anzahl vermindert und in der Funktion geschwächt werden. Sekundär entsteht dabei auch ein Schaden im Bereich der B-Zellen, was sich je nach individueller Situation in einer erhöhten oder auch verringerten Zahl von B-Lymphozyten ausdrücken kann. Eine erhöhte Zahl von B-Zellen bedeutet im allgemeinen Kampfbereitschaft gegen Gifte, die dem Körper von außen zugeführt werden, was aber bei lang andauernder Belastung zur Erschöpfung führen kann. Verringerte Werte bei den B-Zellen sieht man gelegentlich nach vorangegangenen schweren Virusinfektionen. Die verringerte Zahl der B-Zellen erklärt sich in diesem Fall durch eine Schädigung und Herabsetzung der Stimulierungsfunktion der T-Zellen. Wenn zuwenig oder nicht genügend leistungsfähige B-Zellen vorhanden sind, kann das Immunsystem giftige Chemikalien aus der Umwelt und auch Hausstaub und Pollen nicht mehr bewältigen.

Welche Symptome sprechen dafür, daß sich bei Ihnen eine Candidiasis breitgemacht hat und bereits das Immunsystem schwächt? Kehren wir noch einmal zurück zur Infektion der Scheide. Krankhaft veränderter Ausfluß ist heute in neun von zehn Fällen auf Candida zurückzuführen. Wenn außerdem die Schleimhaut gerötet ist, wenn Sie eine allgemeine Reizung und Jucken verspüren, dann ist die Candida-Infektion noch wahrscheinlicher. Die Vorgeschichte in vielen Fällen: Die Betroffenen haben häufig Vaginalcremes verwendet, Scheidenspülungen gemacht und Pessare beziehungsweise Spiralen als Verhütungsmittel benutzt. Jede lokale Gewebestörung kann das Pilzwachstum begünstigen. Das Einlegen des Pessars und der durch den Muttermund führende Faden sind ein gravierender Eingriff ins Gewebe.

Wie stark ist Ihr Immunsystem? Blicken Sie zurück: Sind Sie häufig mit Antibiotika behandelt worden? Der wahrscheinlich häufigste Grund für eine übermäßige Candida-Ansiedlung ist die Langzeitbehandlung von Jugendakne mit Breitspektrumantibiotika. Häufig wird in diesen Fällen über mehrere Monate hinweg Tetracyclin in niedriger Dosierung verschrieben. Das gleiche trifft auch für den Hals-Nasen-Ohren-Bereich zu. Auch hier werden häufig langfristig Antibiotika verordnet, ebenso bei Infekten der Harnwege. Dabei wird leider oft vergessen, daß gerade Hals-, Nasen- und Ohrenkrankheiten und insbesondere Nebenhöhlenbeschwerden oft auf Virusinfektionen zurückzuführen sind. Viren sprechen aber auf Antibiotika überhaupt nicht an.

Und wenn Nebenhöhlenbeschwerden nicht durch Virusinfektionen ausgelöst sind, dann vielleicht durch eine allergische Schwellung – die wiederum mit dem Hefepilz in Zusammenhang stehen kann. Hier würde natürlich nur eine Candida-Behandlung helfen, statt dessen aber werden oft irrtümlich Antibiotika gegeben, die die immunologische Situation noch verschlimmern und folglich das Terrain für die Candida verbessern.

Es gibt noch ein weiteres immunsuppressives (= immununterdrückendes) Medikament, das häufig in der Vorgeschichte der Candida-Erkrankung auftaucht: Cortison und andere verwandte Hormone der Nebenniere. Durch diese Substanzen lassen sich entzündliche Prozesse unterdrücken, aber nicht heilen. Das Immunsystem, insbesondere die Thymusdrüse, die Lymphknoten und ihre Produkte, die Lymphozyten, werden in der Funktion gehemmt. In einigen (akuten) Fällen ist die Verabreichung von Kortikoiden kaum zu vermeiden und kann eventuell Leben retten. Eine längerfristige Behandlung mit diesen Substanzen führt jedoch unweigerlich zu einer deutlichen Schwächung des Immunsystems und zu erhöhter Anfälligkeit für Infektionen jeder Art.

Bei Allergien, chronischen Ekzemen, Asthma und chronischer Bronchitis wird häufig Cortison verschrieben. Da alle diese Erkrankungen heute relativ häufig vorkommen, bekommen und nehmen Millionen von Menschen Kortikoide - als Salbe, als Tablette, als Injektion. Wieder ein Faktor, der das Immunsystem schwächt und die Candida-Ausbreitung begünstigt.

Es geht also nicht nur um die akuten Symptome, sondern auch um die Vorgeschichte. Und um die begleitenden Symptome, die oft mit der Hefepilzerkrankung nicht in Verbindung gebracht werden. Oft meinen zum Beispiel Frauen, die nur unter relativ leichten Symptomen an den Geschlechtsteilen leiden, daß sie auch ein leichter Fall von Candidiasis seien. Da wird dann irgendwann mittels eines Tests festgestellt worden sein, daß es sich beim Scheidenausfluß um Candida albicans handelte. Die Betroffenen wissen also, daß sie candidainfiziert sind, unterschätzen aber die Ausbreitung des Pilzes im Körper. Mag sein, daß die lokalen Symptome am Genital oder an den Harnwegen nur relativ geringe Beschwerden verursachen. Wesentlich ist aber die Frage nach den Begleitsymptomen.

Viele Frauen fühlen sich einfach fürchterlich schlecht und wissen nicht, warum. Wenn der Arzt nachfragt, hört er vielleicht von Magen-Darm-Störungen, verschiedenen Arten von Bauchschmerzen, von Verstopfung, Durchfall oder allgemeinen Verdauungsstörungen. Symptome, die vielfach abgetan oder mit der Diagnose »psychisch« oder »vegetative Dystonie« bedacht werden. Alle diese Beschwerden treten jedoch sehr häufig bei Candidiasis auf, sind geradezu typisch dafür. Hier heißt es also wachsam sein.

Des weiteren treten sehr oft Beschwerden im Muskel- und Skelettapparat auf: Schmerzen, Versteifungen und Schwellungen der Gelenke. Wer denkt da schon an eine Hefepilzerkrankung, wenn er nicht ausdrücklich auf die Möglichkeit hingewiesen wird?

Oder wer würde Beklommenheit und Schmerzen in der Brust oder am Herzen, Sehstörungen wie Flimmern oder Doppelsehen auf eine Pilzinfektion zurückführen? Was denkt jemand, dem alles »Leckere« so gut schmeckt, Schokolade, Kuchen, Eis, und der sich doch nach dem Genuß regelmäßig schlecht und krank fühlt? Doch bestimmt nicht an eine Candidiasis. Nur allzu leicht werden in diesen Fällen die Symptome als psychosomatisch eingeordnet. Richtig, sie alle könnten durchaus von seelisch-emotionellen Problemen herrühren. Deshalb werden auch sehr viele Candida-Patientinnen und -Patienten zur psychologischen Beratung geschickt – erfolglos, wie leicht verständlich ist. Aber woran soll man denn sonst denken, wenn der Arzt nichts findet und die Patientin sich ständig übermüdet, erschöpft und deprimiert fühlt?

Schauen wir uns die typische Candida-Patientin einmal genauer an: Morgens kommt sie kaum aus dem Bett, abends kann sie es gar nicht erwarten, wieder hineinzuschlüpfen. Tagsüber fühlt sie sich irgendwie verstört oder leidet unter Schmerzen im Kopf- und Nackenbereich. Sie kann sich nur schwer konzentrieren und klagt über mangelndes Erinnerungsvermögen. Sie scheut sich, in den Keller zu gehen, weil sie sich dort deutlich schlechter fühlt. Ihre Umgebung beschimpft sie deswegen als Angsthasen. Oder als Faulpelz.

Wenn diese Frau abends einmal mit Freunden ausgeht, beschwert sie sich über den Tabakrauch, den sie nicht verträgt. Oder es stört sie der Geruch eines Parfüms. Überhaupt ist sie in letzter Zeit sehr viel empfindlicher geworden. Gegen Chemikalien im Haushalt, auf der Straße gegen die Abgase der Autos, insbesondere bei Lastwagen und Bussen. Wie eine Hysterikerin wirkt sie und ist doch nur infiziert mit einer Krankheit, die sie noch nicht kennt.

Noch ein weiterer Faktor muß berücksichtigt werden: Wenn Sie über längere Zeit die Pille genommen haben oder schon mehrere Schwangerschaften hinter sich haben, ist die Gefahr einer Candida-Infektion größer als bei anderen Frauen. Der Grund dafür ist wahrscheinlich der hormonelle Zustand während der Schwangerschaft, weil in erhöhtem Maße das Hormon Progesteron produziert wird. Dieses Hormon ist notwendig für den normalen Verlauf einer Schwangerschaft. In seiner chemischen Struktur ist es aber mit bestimmten Kortisonderivaten verwandt, die, wie erwähnt, die Candida-Ausbreitung begünstigen. Ähnlich wird auch durch Antibabypillen der Pilz begünstigt, da diese Medikamente im Körper den hormonellen Zustand einer Schwangerschaft imitieren. Außerdem fördern sie die Glykogenanlagerung in den Zellen, so daß der Pilz mehr Nahrung vorfindet.

Nun ist sicher nicht jede Frau, die zeitweise an einem oder mehreren der hier beschriebenen Symptome leidet, von einer Candidiasis befallen. Keine Panik! Wenn Sie aber bei sich eine ganze Reihe dieser Symptome wiedererkennen und wenn Sie sich schon mehrfach erfolglosen Behandlungen unterzogen haben, dann sollten Sie einmal die Möglichkeit einer generellen Candida-Infektion in Betracht ziehen. Wie gesagt: Wenn man nicht an die Candida denkt, findet man sie auch nicht.

Wenn Sie mehr Sicherheit haben wollen, bevor Sie sich in Behandlung begeben, machen Sie einen kurzen Test an sich selber. Setzen Sie eine Woche lang alle Süßigkeiten und raffinierten Kohlehydrate ab, außerdem Bier, Wein, Sekt. Beobachten Sie, ob Sie sich mit einer solch strengen Diät nicht etwas besser fühlen. Es ist gar nicht leicht, eine Woche ohne Brot und all die anderen gewohnten Nahrungsmittel zu leben, aber die Sache ist angesichts der Möglichkeit einer ernsten Erkrankung wohl doch einen Versuch wert. Wir können Ihnen versichern, daß Sie auch während der Diät noch eine lange Reihe schmackhafter Nahrungsmittel essen dürfen.

Wenn sich Ihr Zustand im Verlauf dieser Woche bessert, wenn Sie sich irgendwie besser fühlen, sollten Sie sich mit einem Arzt in Verbindung setzen, der mit dem Gebiet der Candidiasis vertraut ist. Er wird dann bestimmte immunologische Untersuchungen und Allergietests durchführen lassen, um die Diagnose zu präzisieren. Und um eine Therapie einzuleiten, die zur Dauerheilung führen kann.

Können auch Männer eine Candidiasis bekommen?

Die Übertragung durch Geschlechtsverkehr
Sieht man einmal ab von den lokalen Phänomenen an den weiblichen Genitalien, so können auch bei Männern dieselben Symptome auftreten wie bei Frauen. Allerdings ist die Erkrankung beim Mann seltener, weil sie bei ihm nicht wie bei der Frau durch einen Hormonzyklus begünstigt wird. Auf hundert infizierte Frauen kommen nur etwa 25 bis 35 infizierte Männer.

Besonders gefährdet sind Männer, die eine Langzeittherapie mit Antibiotika durchgemacht haben (zum Beispiel gegen Akne oder chronische Hals-, Nasen- oder Ohrenerkrankungen). Oft findet man bei ihnen die typischen Symptome: Verdauungsstörungen mit starker Verstopfung. Dr. William Crook beschreibt in seinem Buch »The Yeast Connection« (d.h.: Die Hefe-Verbindung) einen Fall, in dem ein Mann wegen hartnäckiger Nebenhöhlenbeschwerden mit Antibiotika behandelt wurde; außerdem den Fall eines Mannes, der wegen einer Hirnhautentzündung mit hohen Tetracyclindosen behandelt worden war.

Häufig haben männliche Candida-Patienten in den vorangegangenen Jahren schon unter Hautausschlägen oder unter Pilzinfektionen zwischen den Zehen gelitten, die kaum zu heilen sind. Hier sind nicht - wie oft behauptet - die unhygienischen Verhältnisse in öffentlichen Schwimmbädern die Ursache, sondern der Pilz findet ein geschwächtes Terrain vor. Ein hartnäckiger Fußpilz führt oft zu sekundären Infektionen, die dann wieder mit Antibiotika behandelt werden, so daß das Immunsystem weiter geschwächt wird.

Ebenfalls gefährdet sind Männer, die wegen einer chronischen Prostataentzündung mit Antibiotika behandelt werden. Hier wird meist die medikamentöse Langzeitbehandlung angewendet, weil die Vorsteherdrüse wesentlich schwächer durchblutet ist als die meisten anderen Organe und somit das Medikament nur schwer in den entzündeten Bereich gelangt. Wenn hier nicht Laktobazillen und Bifidobakterien (wie sie sich auch in manchen Joghurtsorten befinden) oder ein Antimykotikum wie Amphotericin B parallel mit dem Breitbandantibiotikum gegeben werden, entwickelt sich fast sicher mit der Zeit eine chronische Candidiasis.

Eine weitere Risikogruppe sind Menschen, die beruflich oder privat (etwa beim Hausbau) viel mit Holzschutzmitteln (die vielfach Formaldehyd und Lindan enthalten) umgehen. Die darin enthaltenen Chemikalien begünstigen auf chemischem Wege einen »multiallergischen« Dauerzustand (also einen Zustand mit vielfachen chronischen Allergien), der nur sehr schwer zu behandeln ist. In diesen Fällen erfolgt typischerweise bei den Candida-Tests die Reaktion nur verzögert. Häufig kommt es während der Intrakutaninjektionen zu gar keinen Reaktionen, dafür aber 24 bis 48 Stunden später zu um so schlimmeren allergischen Anfällen. Durch die zeitliche Verzögerung ist es äußerst schwierig, den zur Behandlung benötigten Neutralisationspunkt (siehe S. 42), das heißt den »Nullpunkt«, an dem die Quaddel nicht mehr wächst, genau festzulegen. Auch Arbeiter in anderen Bereichen, in denen giftige Chemikalien eingesetzt werden, sind stark gefährdet. Das Insektenvernichtungsmittel Lindan scheint dabei am gefährlichsten zu sein.

Es dürfte also klarsein, daß beim Mann - ebenso wie bei der Frau - die dauerhafte Schwächung des Immunsystems zu einem hohen Candidiasis-Risiko führt. Deshalb muß im Zentrum der Therapie immer auch die Stärkung des Immunsystems stehen. Auch hier helfen eingehende Untersuchungen und die Labordiagnostik bei der Bestimmung der Therapie. Gerade im Falle der chronischen Prostataentzündung hat sich die Neuraltherapie als ideale Behandlungsform bewährt. Natürlich wird man die Candidiasis beim Mann ebenso wie bei Frauen in erster Linie mit Nystatin (als Pulver oder Spray) behandeln und auf einer Nahrungsumstellung bestehen. Erst dann ist zu entscheiden, ob zusätzliche Therapien notwendig sind.

Die Candidiasis ist keine Geschlechtskrankheit im üblichen Sinne. Es ist jedoch erwiesen, daß Männer weit eher am Penis von Candida befallen werden, wenn sie eine geschlechtliche Verbindung zu einer infizierten Frau haben. Deswegen sollten sich bei der Candidiasis-Diagnose eines Partners immer beide Partner in Therapie begeben, um einen Ping-Pong-Effekt zu verhindern. Sonst kann es vorkommen, daß die Candidiasis bei der Frau zwar durch diszipliniertes Verhalten abheilt, der nichtbehandelte männliche Partner aber die Frau aufs neue mit dem Hefepilz infiziert. Auch wenn der männliche Partner über keinerlei Symptome klagt, sollte er auf Candida untersucht werden. Oft leidet er aber unter Symptomen wie Jucken und Brennen in Penis und Harnröhre.

Auch die Prostatitis, die Entzündung der Vorsteherdrüse, kommt recht häufig vor. Der Befall der Prostata ist wahrscheinlich - ähnlich wie bei Frauen - auf eine übermäßige Ausbreitung des Pilzes im Darm zurückzuführen. Prostatitis wird in der urologischen Praxis häufig unzulänglich mit Massagen behandelt. Gerade bei der chronischen Form der Prostatitis lassen sich durch eine ganz normale konsequente Candida-Behandlung oft beste Erfolge erzielen. Außerdem sprechen männliche Patienten, wie erwähnt, auf eine Neuraltherapie gut an.

Auch Männer müssen sich bei der Behandlung an eine hefe- und zuckerfreie Diät halten. Nystatin nehmen sie am besten als Pulver oder Spray ein – das Spray wird im allgemeinen geschmacklich vorgezogen. Zusätzlich sollten Männer noch Vitamin C in hohen Dosen nehmen. Dadurch wird die Pilzausbreitung in Harnröhre und Blase wirksamer gehemmt als durch Antibiotika. Vitamin C nämlich gelangt leichter und in größeren Mengen als Antibiotika an den betroffenen Ort, die Prostata.

Männer, die über verschiedene Allergien klagen oder ein suchtartiges Verlangen nach Zucker, Alkohol und hefehaltigen Substanzen wie Bier, Brot und Wein haben, Männer, die als Kinder mit Antibiotika gegen Akne behandelt wurden, Männer, die über allgemeine Müdigkeit und ein verringertes Sexualinteresse klagen: sie alle sollten sich immer auf eine mögliche Hefepilzerkrankung hin untersuchen lassen. Daneben deuten auch bei Männern die immer wiederkehrenden Beschwerden Blähungen, Durchfall und Verstopfung auf Candidiasis hin.

Die ärztliche Diagnose der Candidiasis

Teil 1: Allgemeine Indizien

Wenn sich ein Arzt mit normaler schulmedizinischer Ausbildung mit den vielseitigen Erscheinungsformen der Candida konfrontiert sieht, wird er sie womöglich für ganz alltägliche Symptome halten, die immer wieder in der Praxis des Allgemeinarztes vorkommen. Er mag sonst ein guter Arzt sein, aber er ist einfach nicht ausgebildet worden, um eine Candidiasis zu erkennen. Vielleicht räumt er ein, daß streßbedingt durchaus psychosomatische Faktoren eine Rolle spielen können. Kein Wort von Candida.

Der Umweltmediziner oder der ausgebildete klinische Ökologe betrachtet diese Symptome unter ganz anderen Gesichtspunkten. Er versucht, lokale Symptome in einen Zusammenhang mit dem gesamten Leben des Patienten zu stellen, mit der sonstigen körperlichen Verfassung, mit der geistigen Einstellung. Er bemüht sich, die seelischen und körperlichen Symptome nicht isoliert zu sehen. Im Vordergrund sollte immer die Suche nach den tieferen Ursachen stehen, nicht die Symptombehandlung.

Selbstverständlich bedürfen auch lokale Symptome der Behandlung – das gilt besonders für die erwähnten schweren Krankheitsphänomene. Andererseits genügt gerade bei einer Krankheit wie der Candidiasis eine eingeschränkt lokale Betrachtungsweise keinesfalls. Hier muß der Blickpunkt des Arztes unbedingt ganzheitsmedizinisch sein. Sonst ist der ärztliche Grundsatz »Primum non nocere« nicht zu verwirklichen: Erste Pflicht des Arztes ist es, nicht zu schaden.

Wenn Sie also den Verdacht haben, unter Candidiasis zu leiden, sollten Sie sich unbedingt einen Arzt oder eine Ärztin suchen, die Ihre Vermutungen ernst nehmen und bereit sind, die notwendigen umfassenden Schritte zu unternehmen, wie sie in den folgenden Kapiteln beschrieben sind. Wenn die Candidiasis nicht erkannt oder in ihrer Tragweite verkannt wird, ist keine angemessene Behandlung möglich. Dann werden nur erfolglos die trügerischen lokalen Symptome behandelt.

Wir haben nun eine Reihe von typischen Krankheitssymptomen einer sich ausbreitenden Candidiasis beschrieben. Woran läßt sich erkennen, ob diese Symptome tatsächlich von einer Candidiasis herrühren? Und nicht von einem der vielen Krankheitsbilder, denen sie auf den ersten Blick ähneln?

Da ist zunächst ein sehr wichtiges Phänomen: Wer von Candida befallen ist, fühlt sich wirklich krank! Vielleicht haben ihm mehrere Ärzte versichert, es sei kein organischer Befund vorhanden, aber er fühlt sich krank. Candida-Patienten wandern oft lange von Arzt zu Arzt und finden keine Hilfe, weil ihre Krankheit nicht erkannt wird. Statt dessen wird von lokalen

Antimykotika über Schmerzmittel bis zur Psychotherapie alles verordnet. Mit solchen Behandlungen verliert man natürlich nur Zeit, und die Candida breitet sich weiter aus.

Erfahrungsgemäß haben die meisten Candida-Patienten Breitbandantibiotika genommen, in vielen Fällen auch die Antibabypille. Oft klagen sie über Heißhunger und sind geradezu süchtig nach Süßigkeiten, Kuchen, Keksen und allen Nahrungsmitteln, bei denen Hefeteig zum Backen verwendet wird. Häufig stehen Bier, Wein oder Sekt sowie Schokolade und Cola regelmäßig auf dem Speiseplan.

Bei Candida-Patienten wirken Süßigkeiten als Antidepressiva. Tatsächlich fühlen sie sich nach dem Verzehr eine kurze Zeit besser, doch dann geht es rasch wieder bergab, sie fühlen sich wieder matt und krank. Typisch ist auch der zu niedrige Blutzuckerspiegel, die sogenannte Hypoglykämie, die mit Zittern, Müdigkeit und Schlafstörungen einhergeht. In diesem Fall liegt meist eine Stoffwechselermüdung vor, Leber, Bauchspeicheldrüse und Nebennierenrinde arbeiten nicht ausreichend. Solche gravierenden Fehlfunktionen kann natürlich die Zufuhr von Süßigkeiten allenfalls sehr kurzfristig ausgleichen.

Anscheinend werden Frauen, die bereits mehrere Schwangerschaften hinter sich haben, häufiger befallen. Ein weiteres Indiz für eine Candidiasis ist es, wenn man sich in schlecht gelüfteten, feuchten Räumen, zum Beispiel Kellergewölben, besonders unwohl fühlt. Das liegt natürlich daran, daß sich in solchen Örtlichkeiten Schimmelpilze in großen Mengen bilden.

Lassen wir noch einmal die typischen Indizien Revue passieren: Einnahme von Antibiotika, Antibabypille, Cortison und dessen Derivaten; mehrere Schwangerschaften; Überempfindlichkeit gegen Chemikalien, Insektizide, Pilze, Schimmel; Heißhunger auf Süßigkeiten, Alkohol und hefehaltiges Brot. Außerdem die oben beschriebenen Krankheitssymptome. Zusätzlich tragen unzureichende Schnellimbißnahrung und die allgegenwärtigen Umweltgifte das Ihrige zur Entwicklung der Krankheit bei.

Oft bricht das Leiden, opportunistisch, wie es ist, in Situationen aus, in denen der Mensch unter erhöhten seelischen Belastungen steht, also bei geschwächter »Psychoimmunität«. Zum Beispiel bei Krankheit in der Familie oder nach einem Todesfall, Trennung oder Scheidung. Oder wenn eine Frau nach längerer Arbeitslosigkeit bzw. Mutterschaftsurlaub ins Arbeitsleben zurückkehrt.

Die ärztliche Diagnose der Candidiasis

Teil 2: Die immunologische Komponente
Wie kommt es überhaupt dazu, daß sich die Candida »systemisch«, also durch das System der Lymph- und Blutwege, im ganzen Körper verbreitet? Warum versagen die körpereigenen Abwehrinstanzen? Ein wesentlicher Grund ist natürlich die hohe Kohlehydratzufuhr im Rahmen der in den hochindustrialisierten Ländern üblichen Ernährung: Zucker, Weißmehl und Alkohol bieten eine hervorragende Basis für die Ausbreitung des Hefepilzes. Antibiotika und kortikosteroidhaltige Medikamente verändern das Terrain im Körper derart, daß die normalen Barrieren, die eine Ausbreitung der Candida aufhalten könnten, geschwächt werden.

Das Immunsystem ist heutzutage einer Vielzahl von Belastungen ausgesetzt, die es in dieser Häufung kaum bewältigen kann: Wohngifte wie Formaldehyd, Holzschutzmittel wie Lindan, Chlor-Kohlenwasserstoffe, Schwermetalle wie Blei, Quecksilber und Cadmium, Chemikalien aller Art, wie sie in der Industrie, aber auch in Privathaushalten Verwendung finden. Wir leben mit Tausenden von chemisch erzeugten Stoffen, deren Auswirkungen auf den menschlichen Organismus und das Immunsystem im einzelnen oft noch völlig unbekannt ist; hinzu kommt das Kohlenmonoxid in den Autoabgasen. Eine hohe Schwermetallbelastung ist im übrigen ein ziemlich gewichtiger Hinweis auf erhöhte Candida-Anfälligkeit.

Allgemein gilt: Wer solchen Umweltgiften besonders stark ausgesetzt ist, ist auch besonders candidagefährdet. Also zum Beispiel Arbeiter in der chemischen Industrie, in Autolackierereien, in der Plastikverarbeitung usw. Die dort eingeatmeten Gifte führen nämlich in Verbindung mit entwerteter und schadstoffbelasteter raffinierter Nahrung zu gravierenden immunologischen Veränderungen.

Hinzu kommen die »normalen« Belastungen des Immunsystems durch Krankheitserreger: Bakterien, Viren oder Pilze, die mit der Luft eingeatmet werden. So entstehen im gesamten Körper primäre und sekundäre Immunschwächen. Das bedeutet: Die Erreger binden die Abwehrkraft der ersten (primären) Verteidigungslinie des Immunsystems: Granulozyten und Mikrophagen, das heißt Immunzellen, die kleinere Fremdkörper und Schadstoffe durch Einverleibung unschädlich machen. Und sie binden die Kräfte der zweiten (sekundären) Verteidigungslinie des Immunsystems, die Monozyten und Makrophagen, die größere Partikel »auffressen« können.

Wenn diese beiden Schranken überwunden sind, aktivieren die Fremdkörper im menschlichen Organismus die sogenannten Immunglobuline, also die Antikörper. Je häufiger aber die Immunglobuline aktiviert werden, desto größer die Gefahr von Allergien. Anscheinend besitzen verschiedene Pilzarten ähnliche »Schlüssel« zu den Antikörpern des Menschen. Wenn dann ein Pilz mit einem solchen »Schlüssel«, der für mehrere »Schlösser« paßt, in den Organismus eindringt, aktiviert er eine ganze Reihe von Antikörpergruppen, mehr, als zu seiner Abwehr eigentlich nötig wären. Die Folge ist eine allergische Reaktion. So ist erklärbar, daß Überempfindlichkeiten gegen bestimmte Substanzen oft auch auf andere ähnliche Substanzen übergreifen. Durch die ständigen und wiederholten Angriffe auf die Immunglobulinabwehrfront kann also leicht eine Überempfindlichkeit gegen Pilze entstehen - oft begleitet von allergischen Symptomen. All das trägt wieder zum Krankheitsgefühl bei.

Viele Menschen leiden unter chronischen Virusinfektionen, die zwar kaum offensichtliche Symptome hervorrufen, aber das Immunsystem nachhaltig schwächen können. In Laboruntersuchungen werden zum Beispiel häufig Herpes simplex 1 (der sich in der Mundschleimhaut und im Mundbereich manifestiert), Herpes simplex 2 (der Bläschen an den Genitalien hervorruft), aber auch der ebenfalls zur Herpesgruppe gehörige Epstein-Barr-Virus (EBV) gefunden.

Mit dem Epstein-Barr-Virus sind heute etwa 90% der Erwachsenen »klinisch stumm«, also ohne sichtbare Symptome infiziert. Unter ungünstigen Bedingungen - zum Beispiel starkem Candida-Befall - kann dieses Virus sehr gefährlich werden. Es gilt als potentiell karzinogen und ruft bei Aktivierung das Pfeiffersche Drüsenfieber (Mononukleose) hervor, eine Fehlfunktion des Immunsystems, die meist bei Kindern oder jungen Erwachsenen auftritt und bei falscher Behandlung und günstigem »Terrain« (also Schwächung des Immunsystems durch andere Faktoren wie Candida) durchaus chronisch werden kann. Chronisches Epstein-Barr-Virus (CEBV) bedeutet chronische Immunschwäche, welche wiederum die Candida begünstigt. Auf bisher nicht genau geklärte Weise scheinen sich Candidiasis und Epstein-Barr-Virus gegenseitig »hochzuschaukeln«.

Es ist inzwischen mehrfach nachgewiesen worden, daß gerade bei Autoimmunerkrankungen, das heißt bei Krankheiten, die durch eine Immunreaktion auf körpereigene Substanzen hervorgerufen werden, häufig parallel Candidiasis vorliegt. Zum Beispiel wurden Beziehungen zwischen Candida und Morbus Krohn, Colitis ulcerosa, multipler Sklerose und anderen rheumatischen Erkrankungen gefunden. Eine ähnliche Reaktion findet bei geschwächtem Immunsystem häufig auch dann statt, wenn der Organismus mit anderen Pilzen konfrontiert wird.

Es gibt also eine ganze Reihe von immunologischen Faktoren, die offensichtlich die Ausbreitung des Candida-Pilzes begünstigen. Es konnte auch nachgewiesen werden, daß die Gefahr einer Candida-Ausbreitung wächst, wenn es durch eine Viruserkrankung oder andere Gründe (Streß jeder Art) zu einer Verminderung der T-Lymphozyten kommt.

Weshalb fühlt ein Mensch, der von Candida befallen ist, sich krank? Weniger, weil er von vielen lebendigen Hefepilzen besiedelt ist. Denn eine lebende Hefezelle bedeutet nur eine sehr geringe Belastung für das Immunsystem. Eine abgestorbene Hefezelle ruft indes sehr starke Immunreaktionen hervor. Deshalb leiden so viele Candida-Infizierte unter Allergien jeder Art.

Auch bei der Behandlung mit dem Antimykotikum Nystatin (die ansonsten sehr erfolgversprechend ist) kommt es übrigens zu diesen starken Reaktionen, wenn Nystatin die Candida-Zellen abtötet. Dieser Vorgang ist als Jarisch-Herxheimer-Reaktion bekannt: die Hefezellen sterben ab und geben bei ihrem Zersetzungsprozeß Toxine (Giftstoffe) von sich, die solche starken Reaktionen hervorrufen. Wir gehen später noch näher auf die Jarisch-Herxheimer-Reaktion ein.

Bei dieser Toxinausschüttung wird auch Histamin freigesetzt, die Substanz, die für die meisten gängigen Allergiesymptome verantwortlich ist: Juckreiz, Hautrötung, Schwellungen, Muskelkontraktionen, Erweiterung der Kapillargefäße, dadurch Absinken des Blutdrucks, Bronchialkonstriktion. Wenn Candida-Zellen sterben, kann es zu all diesen Symptomen kommen, insbesondere Schleimhautanschwellungen in der Harnblase, am After, im Enddarm und in der Vagina. Auch das gehört zu den lokalen Symptomen einer Candida-Infektion (s.o.).

Allerdings können auch die lebendigen Hefezellen direkt Krankheitssymptome hervorrufen. Ihre fadenförmigen Anhanggebilde, Myzelien genannt, führen oft zu sehr ernsten Beschwerden in Scheide und Enddarm. Die Darmschleimhaut ist auch für relativ große Partikel durchlässig, deshalb können die Myzelien in sie eindringen, sie schädigen und sich weiter verbreiten. Die Schädigung der Darmschleimhaut führt wieder zu Nahrungsmittelüberempfindlichkeiten und Allergien, die sich zum Teil als Muskel- oder Gelenkschmerzen, oft aber auch als Kopfschmerzen oder Migräne äußern.

Leider werden heute zur Diagnose, getreu der traditionellen europäischen Medizin, die auf den Lehren Rudolf Virchows fußt, oft nur die oberflächlichen lokalen Symptome beachtet, für die Krankheit selbst gehalten und deshalb von Spezialisten für lokale Erkrankungen lokal behandelt. So sucht eine Patientin mit Scheidenausfluß den Gynäkologen auf, der die Symptome lokal, als »Vaginitis«, behandelt.

Dabei wird übersehen, daß durch die Ausschwemmung und Verteilung der Giftstoffe alle Körpersysteme angegriffen sein können. Selbst wenn richtig eine Candida-Infektion der Scheide diagnostiziert ist, wird oft nur lokal behandelt. Aber zur notwendigen umfassenden Therapie dieser Erkrankung führt erst die ganzheitsmedizinische Sicht.

Wir wollen hier keineswegs die Errungenschaften und Verdienste der symptomorientierten Medizin schmälern; tatsächlich ist sie in der Lage, eine Vielzahl von Symptomen (zumindest lokal) effektiv unter Kontrolle zu halten. Wir plädieren jedoch für eine Öffnung der traditionellen Medizin hin zu einer ganzheitlichen Sichtweise, die sowohl ökologische als auch soziale und individualpsychologische Faktoren in Diagnose und Therapie einbezieht. Gerade heute sind wir Menschen einer Vielzahl früher nicht bekannter krankmachender Belastungen ausgesetzt, die oft von der medizinischen Diagnostik noch viel zu sehr unterschätzt werden.

In Amerika hat die Candida-Forschung eine Reihe immunologischer Tests entwickelt, mit denen die Auswirkungen der Candida-Gifte auf Organismus und Immunsystem genauer bestimmt werden können. Dabei werden die Immunglobuline E, G, M und A bewertet. Besonders die Untersuchung des Immunglobulins A (abgekürzt: IgA) kann Aufschluß über die Art und das Fortschreiten einer Candidiasis geben, denn es ist besonders zuständig für die Infektionsabwehr in den Schleimhautzonen: Scheide, Darm, Blase und Mund. Das Immunglobulin E (IgE) tritt bei Pilz-, Pollen- und Hausstauballergien häufig vermehrt auf.

Außerdem gelang es der Forschung in den USA, Antikörper gegen Candida im einzelnen zu bestimmen. Des weiteren fand man bei an Candidiasis erkrankten Frauen häufig antiovarielle Antikörper, das heißt Antikörper, die gegen die vom weiblichen Körper produzierten Eier auf den Plan treten. Ein weiterer Fall von Autoaggression also, das Immunsystem richtet sich gegen sich selbst. Dabei zeigte sich auch, daß drei Viertel der betroffenen Frauen unter hormonellen Störungen litten.

Um eine Candidiasis wirklich erfolgversprechend behandeln zu können, sollte man alle diese Tests durchführen. Das ist hierzulande in jedem größeren Labor möglich. Zwar kann man eine leichte, noch nicht systemisch verbreitete Candidiasis auch ohne immunologische Behandlung in den Griff bekommen, überwinden und ausheilen. Erst die erwähnten Tests jedoch geben Aufschluß darüber, in welchem Stadium die Krankheit sich befindet.

Außerdem sollten Tests auf EBV (Epstein-Barr-Virus)-, Herpes- und Zytomegalo-Virus-Antigene durchgeführt werden. Das Zytomegalo-Virus ist ein weiterer lauernder Feind, der erst unter günstigen Bedingungen zuschlägt. Etwa 50% der Erwachsenen in den hochindustrialisierten Ländern sind damit infiziert. Die Ansteckung erfolgt meistens symptomlos. Bei sehr geschwächtem Immunsystem kann dieses Virus jedoch lebensbedrohende Erkrankungen auslösen.

Auch die Menge und die Relation der T- und B-Lymphozyten sollten bestimmt werden, um Aufschluß über den Zustand des Immunsystems zu erhalten. Bedenken Sie bitte noch einmal: Die äußerlichen Symptome einer systemischen Candida-Infektion sind trügerisch. Der eine Patient klagt über Hals-, Nasen- oder Ohrenprobleme, ein anderer über Störungen im Magen- und Darmbereich, ein dritter über Blasenentzündung. Der nächste fühlt sich ohne ersichtlichen Grund ständig schlapp. Oft geben erst die immunologischen Tests Aufschluß über die wahren Krankheitsursachen.

Allen anderen immunologischen Analysen sollte freilich ein einfacher Candida-Test vorangehen. Dabei wird der Patientin oder dem Patienten eine stark verdünnte Lösung des Pilzes in die Haut injiziert (man sagt: es wird eine Quaddel gesetzt). Bei gesunden Menschen kommt es dabei zu keinen bemerkenswerten Symptomen. Ist jemand jedoch gegen Candida allergisch (und das ist praktisch jeder, der unter einer fortgeschrittenen Candidiasis leidet - die Allergie ist gerade ein Zeichen dafür, daß das Immunsystem mit der Pilzerkrankung nicht fertig wird), dann zeigen sich bestimmte Veränderungen an der Quaddel. Sie wächst, sie wird deutlich blasser, oder sie verhärtet sich. Kommt es bei der Quaddelmethode zu einer dieser Reaktionen, so kann man davon ausgehen, daß der Patient mit Candida belastet ist.

Das Dilemma der traditionellen Medizin ist folgendes: Wer nicht an Candidiasis denkt, findet sie nicht. Bei den üblichen Routineuntersuchungen von Blutbild, Blutsenkung, Harn, Leber- und Nierenwerten findet man zwar Hinweise auf eine ungeheure Zahl anderer Krankheiten, aber nicht auf Candida. Ganz anders, wenn man die Werte der T-Lymphozyten untersucht, insbesondere die Relation der T4-Helferzellen und der T8-Zellen, außerdem die B-Zellen und mögliche Virusantigene. Hier erhält man bei den erwähnten ungeklärten Symptomen viel eher einen pathologischen (also krankhaften) Befund. Dr. Harold H. Markus hat derartige Untersuchungen an Tausenden von Patienten durchgeführt, wobei sich sehr oft deutliche Immunstörungen nachweisen ließen, selbst wenn die Werte der Routineuntersuchungen allesamt im Normalbereich lagen.

Wesentlich ist auch eine Bestimmung der Bleibelastung. Blei lagert sich vor allem in den langen Röhrenknochen ab und wird unter Streß ausgeschwemmt. Wenn während eines vierundzwanzigstündigen Belastungstests mehr als 80 mg Blei ausgeschwemmt werden, kann man mit Sicherheit davon ausgehen, daß sich zuviel Blei im Körper angesammelt hat. Bei diesem Test werden dem Patienten 2,5 g EDTA (Äthylendiamintetraessigsäure) injiziert, wodurch das Blei gebunden und über die Harnwege ausgeschwemmt wird. Bei Krebserkrankungen werden immer wieder überhöhte Bleiwerte gemessen, was darauf hindeutet, daß Blei zur Immunschwäche beiträgt.

Bei der Diagnose von Candidiasis muß also der Zustand des Organismus in dreierlei Hinsicht geprüft werden:

1. Symptome in allen Bereichen des Körpers (und auch seelischer Art) müssen berücksichtigt werden.
2. Durch immunologische Tests muß der Zustand des Immunsystems geklärt werden. Liegen unterschwellige chronische Virusinfektionen vor (Herpes, Epstein-Barr-Virus und Zytomegalo-Virus)?
3. Auch eine Immunschwäche, die auf Schwermetallbelastung beruht (Blei, Quecksilber, Cadmium), muß in Betracht gezogen werden.

Glücklicherweise ist die moderne Labormedizin weitgehend in der Lage, solche Spezialuntersuchungen ohne größere Schwierigkeiten durchzuführen, so daß einer Früherkennung der Cadidiasis eigentlich nichts im Wege stünde. Vorausgesetzt, es wird bewußt danach gesucht.

Einige Wissenschaftler sind der Ansicht, daß der Candida-Pilz und die erwähnten chronischen Viruserkrankungen grundsätzlich gemeinsam auftreten und einander bedingen, zumindest aber begünstigen (wobei sich kaum sagen läßt, wer zuerst da war, die Henne oder das Ei). Beide Faktoren schwächen das Immunsystem und begünstigen das Weiterbestehen des jeweils anderen Faktors. Für diese Querverbindungen spricht auch die Tatsache, daß durch eine erfolgreiche Candida-Behandlung die Widerstandskraft gegen diese Viren erheblich wächst. Der amerikanische Candida-Forscher William Crook empfiehlt, sowohl die Präsenz des Epstein-Barr-Virus als auch die des Candida-Pilzes im Blut festzustellen, damit bestimmt werden kann, welcher Faktor beim jeweiligen Patienten dominiert, denn danach muß dann auch die Folgebehandlung ausgerichtet werden: entweder genügt es, nur die Candidiasis zu behandeln, oder man muß zusätzlich das Immunsystem stärken.

Außerdem wird vermutet, daß sowohl Candida als auch die erwähnten Viren das Immunsystem, aber auch das endokrine System (also die Hormonproduktion) und das Nervensystem beeinflussen, denn diese drei Systeme sind eng miteinander verflochten

Nach so vielen Schreckensnachrichten möchten wir zwischendurch freilich betonen: Es gibt keinen Grund zum Pessimismus! Wir haben die Möglichkeit, durch immunologische Tests den Zustand unseres Immunsystems exakt festzustellen und gezielte Maßnahmen zu seiner Stärkung zu ergreifen. Jeder Mensch ist in der Lage, seine Ernährungsweise so umzustellen, daß die Candida keine oder wenig Nahrung erhält und zurückgeht beziehungsweise sich nicht weiterverbreitet. Und man kann die Candidiasis direkt behandeln (Nystatin). Es gibt also keinen Grund, weshalb Candida-Patienten weiterhin mißverstanden und ratlos von einem Arzt zum anderen laufen sollten. Denn bei geeigneter Therapie läßt sich durchaus eine Linderung und Besserung, wenn nicht gar Heilung erreichen.

Allerdings: Wenn eine chronische Candidiasis vorliegt, braucht es Geduld und Ausdauer. Sowohl beim Patienten als auch beim Therapeuten.

Die medikamentöse Behandlung der Candidiasis

Es ist schon etwas merkwürdig, daß viele Ärzte sehr wohl wissen, daß die Behandlung mit Breitbandantibiotika die Bedingungen für eine Candida-Ansiedlung und -Ausbreitung verbessert, und trotzdem keinerlei Schutzmaßnahmen ergreifen. Zum Beispiel gibt es ein Mittel, das der Medizin schon seit über dreißig Jahren bekannt ist. Es nennt sich Mysteclin und setzt sich aus dem Antibiotikum Tetracyclin und dem Antimykotikum Amphotericin zusammen. Amphotericin reduziert den Effekt des Antibiotikums nicht, wirkt aber spezifisch gegen Candida, so daß die negativen Nebenwirkungen des Antibiotikums in Grenzen gehalten werden. Interessanterweise ist in den USA seit langem Mysteclin auf dem Markt, Amphotericin allein aber nicht zum Verkauf zugelassen. In der Bundesrepublik, der Schweiz und Österreich allerdings ist Amphotericin auch allein zugelassen.

Ein weiteres wirksames Antimykotikum ist Ketoconazol, das in Belgien entwickelt wurde und hierzulande unter der Bezeichnung Nizoral vertrieben wird. Am bekanntesten ist das Antimykotikum Nystatin. Es ist als Paste oder Salbe, aber auch in Tabletten- und Tropfenform erhältlich. Bei der Behandlung einer Darm-Candidiasis ist Nystatin in Pulverform zu bevorzugen, weil es am billigsten und am besten verträglich ist. Bei einer systemischen Candidiasis, also einer Pilzerkrankung, die auch innere Organe befallen hat, sind andere Mittel zu empfehlen.

Nystatin wirkt spezifisch gegen körpereigene Pilze. Es ist nicht sehr toxisch, ruft also nur wenige Nebenwirkungen hervor. Außerdem ist Nystatin relativ schlecht löslich. Das hat den Vorteil, daß man es gut lokal an den Körperöffnungen, zum Beispiel Vagina, Mund und After, auftragen kann, ohne daß es sofort fortgeschwemmt wird.

Außerdem kann man mit Nystatin den gesamten Magen-Darm-Trakt in ganzer Länge behandeln (von »oben« durch orales Einnehmen, von »unten« durch Klistiere). Das ist sehr wesentlich, denn hier nimmt die Candidiasis ihren Ausgang. Über den Darm kann sie in alle Körperbereiche vordringen, hier muß der Keim erstickt werden, damit andere Körperregionen nicht ständig neu infiziert werden. Durch den Darm werden auch die toxischen Absonderungen der Candida aufgenommen und im gesamten Körper spürbar. Hier muß die Candida so schnell und gründlich wie möglich unterdrückt werden. Nystatin wird im allgemeinen gut vertragen und löst kaum Empfindlichkeitsreaktionen aus. Allergische Reaktionen gegen dieses Medikament sind eine absolute Seltenheit. Somit ist es in unseren Augen das Mittel der Wahl gegen eine systemische Candidiasis.

Gelegentlich allerdings kommt es bei Beginn der Nystatin-Behandlung zu einer starken Nebenreaktion, die als Jarisch-Herxheimer-Reaktion bekannt ist. Schon bald nach Einnehmen des Mittels werden die vorhandenen Symptome noch stärker als zuvor, der Zustand verschlechtert sich, es entwickeln sich grippeähnliche Symptome. Kurze leichte Fieberschübe, Übelkeit mit möglichem Erbrechen, Muskelschmerzen, Gelenkschmerzen, Rückenschmerzen sind keine Seltenheit.

Zum Glück dauern solche Reaktionen meist nicht länger als eine Woche. Grund dafür ist das plötzliche Absterben großer Mengen von Hefepilzen, wobei deren tote Zellen, wie erwähnt, starke Toxine ausschütten. Im allgemeinen ist die Jarisch-Herxheimer-Reaktion ein positives Anzeichen für eine beginnende Besserung. Durch leichte flüssige Kost und tägliche Darmspülungen kann diese Erstverschlimmerung dem Patienten wesentlich erleichtert werden. Man sollte die Nystatin-Therapie auf keinen Fall deswegen abbrechen, sondern allenfalls die Dosis herabsetzen.

Wie erwähnt ist Nystatin in Pulverform am besten für die Therapie geeignet. Anfangs nimmt man dreimal täglich 1/8 Teelöffel, dann erhöht man langsam auf 1/4 bis 1/2 Teelöffel, drei- bis viermal täglich eingenommen. Leider schmeckt das Nystatin-Pulver ziemlich bitter. Dem Geschmack läßt sich kaum aus dem Wege gehen, denn idealerweise sollte das Pulver zuerst mit etwas Wasser im Munde vermischt und erst danach geschluckt werden. Manche Menschen können sich an den bitteren Geschmack einfach nicht gewöhnen. Sie können alternativ das Pulver auch in Kapseln einnehmen oder auf Nystatin in Tablettenform zurückgreifen. Heute wird Nystatin auch gerne mit Geschmacksstoffen versetzt und mit Hilfe einer (bei der Firma Lederle erhältlichen) Dosierpumpe eingenommen. Die beste Anwendungsform aber ist und bleibt das Pulver. Die tägliche Dosis beläuft sich auf ungefähr 1200000 Einheiten. (Eine internationale Einheit bedeutet die Menge eines Antibiotikums oder Antimykotikums, die in einem Milliliter Nährlösung das Wachstum des Testkeims zu hemmen vermag.) 1/4 Teelöffel entspricht dabei 400000 Einheiten.

Durch diese Behandlung kann man die Candida-Besiedlung im größten Teil des Magen-Darm-Trakts bis zu seinem Ende hin unter Kontrolle bekommen. In schweren Fällen kann es manchmal notwendig werden, die Nystatin-Therapie mit Nizoral (also Ketoconazol) zu kombinieren. Auch andere ähnliche Medikamente wie Batrafen (enthält Ciclopiroxolamin) und Clotrimazol können mit Erfolg in einer Kombinationstherapie eingesetzt werden. Sehr gute Erfolge erzielt man auch mit dem relativ neuen Medikament *Natamycin* (Markenname *Pimafucin*).

Bei schweren lokalen Symptomen wie zum Beispiel der Candida-Vaginitis, also der hefepilzbedingten Scheidenentzündung, wird Nystatin direkt lokal angewendet. Dabei ist es manchmal auch ratsam, gleichzeitig mit bestimmten Derivaten der Caprylsäure (Capricin oder Capristatin) zu behandeln. Diese Säure wirkt erwiesenermaßen pilzabtötend, ebenso Biotin, das Vitamin H, das oft im Komplex mit den B-Vitaminen auftritt. Sehr bewährt hat sich auch der in der Naturheilkunde bekannte Lapachotee, der aus der Rinde eines südamerikanischen Baumes hergestellt wird und ausgezeichnete Erfolge bei der Candida-Behandlung zeitigt. Man kann ihn morgens brühen und tagsüber mehrmals davon trinken. Auch die regelmäßige Einnahme »freundlicher« Darmbakterien (Laktobazillen und Bifidobakterien) kann helfen, die Candida zurückzudrängen und eine Neuinfektion zu verhindern.

Eine gute Wirkung erzielt man zum Beispiel durch hochdosierte Bakterienpräparate aus USA wie Superdophilus und Bifido Factor oder, für Milchallergiker, die milchfreien Präparate M.F.A. und Pro-Bifidonate.

Noch eine Anmerkung zur Einnahme von Medikamenten: Bei ihnen allen, ganz besonders aber beim Nystatin-Pulver, sollte man darauf achten, sie immer zwischen den Mahlzeiten und vor dem Schlafengehen einzunehmen. So vermeidet man, daß der Magen-Darm-Trakt mit Verdauungsfunktionen belastet ist, während das Medikament wirkt.

Die ärztliche Betreuung der Candidiasis

Es ist kaum möglich, eine schwere systemische Candidiasis ohne regelmäßigen engen Kontakt mit einem Arzt zu überwinden.

Am Anfang muß eine sehr eingehende und detaillierte Anamnese stehen, das heißt, der Arzt muß sich gründlich mit der Vorgeschichte der Krankheit auseinandersetzen, um den Umfang der Schäden einschätzen zu können. In den meisten Fällen besteht das Leiden ja schon seit längerem und ist nur nicht als solches erkannt worden.

Der nächste Schritt ist eine umfassende Laboruntersuchung, bei der in erster Linie der Immunstatus festgestellt werden muß, also der Ist-Zustand der Immunabwehr: es werden T- und B-Zellen gemessen und bewertet, außerdem die Immunglobuline und das Komplement. (Wenn Sie genauer erfahren wollen, was es mit diesen Elementen des Immunsystems auf sich hat, lesen Sie das Kapitel über das Immunsystem am Ende dieses Buches.) Außerdem muß nach bestimmten Virusantigenen gesucht werden, um festzustellen, ob eine chronische Virusinfektion vorliegt, zum Beispiel mit Herpesviren oder dem Epstein-Barr-Virus.

Weiterhin gehört zu dieser Laboruntersuchung eine Messung der Bleiausscheidung über vierundzwanzig Stunden. Dabei wird dem Patienten EDTA (Äthylendiamintetraessigsäure) per Infusion zugeführt. Diese Substanz bringt Bleiablagerungen im Körper zur Ausscheidung über Niere und Blase. Bleibelastungen können zum Beispiel durch Autoabgase verursacht sein und bedeuten eine zusätzliche Belastung des Immunsystems. Sie lassen sich allerdings durch gezielte Entgiftungsmaßnahmen relativ leicht behandeln, und zwar durch mindestens zwanzig Infusionen von EDTA (Äthylendiamintetraessigsäure).

Natürlich gehört auch eine direkte Untersuchung des gesamten Körpers zu den Aufgaben des Arztes. Er muß alle Schleimhäute inspizieren, feststellen, wie weit die Candida sich hier bereits verbreitet hat. Wenn Störungen des Nervensystems oder Beschwerden in Muskeln und Gelenken vorliegen, muß überprüft werden, ob hierfür auch andere Ursachen in Frage kommen oder ob sie auf die Candidiasis zurückzuführen sind.

Bei Frauen müssen selbstverständlich die inneren und äußeren Genitalien untersucht werden. Dazu gehört neben dem Vorsorgeabstrich am Gebärmuttermund und -hals (Portio- beziehungsweise Cervixabstrich) auch ein Abstrich auf Hefepilze.

Außerdem ist auf mögliche Störfelder (z. B. um Narben herum) oder Herdbelastungen (z. B. an chronisch infizierten Zähnen) zu achten. Solche Störfaktoren lassen sich teilweise mit Hilfe der Neuraltherapie oder der Mesotherapie behandeln. Bei der Neuraltherapie wird Prokain verwendet, ein Anästhetikum, das lokal oder in bestimmten gemeinsam innervierten Hautbezirken (Segmentbereichen) unter die Haut gespritzt wird. Das Mittel betäubt allerdings nicht nur, sondern hat noch weitere regulatorische Wirkungen. Es wird in Form einer Quaddeltherapie oder lokal zur Regulierung von Störfeldern eingesetzt, die etwa durch Narben beziehungsweise entzündliche oder degenerative Prozesse entstanden sind.

Chronische »Herde« finden sich häufig an Zähnen, Mandeln, Gallenblase, weiblichen Genitalien und Prostata. Die Entstörung dieser Bereiche trägt nicht nur zur Verbesserung des Allgemeinbefindens bei, sondern versetzt durch Aufhebung der Blockade auch vielfach die körpereigene Abwehr in die Lage, mit Streß und Umweltbelastungen besser fertig zu werden.

Die Mesotherapie ist eine von dem französischen Arzt Pistor eingeführte Weiterentwicklung dieses Verfahrens. Hierbei werden neben Prokain noch andere Präparate verwendet; die Injektionen werden meist an den Akupunkturpunkten gesetzt. Injektionsinstrument ist eine Luftpistole, die es gestattet, minimale Mengen einer therapeutischen Substanz mittels Luftdruck unter die Haut zu schießen, ohne daß die Haut dabei mit Nadeln durchstochen werden muß. Mit den Spezialaufsätzen lassen sich bis zu sieben Quaddeln gleichzeitig setzen. So reduzieren sich die Schmerzen bei der Behandlung auf ein kaum noch wahrnehmbares Maß.

Wenn die Periode gestört ist, eine starke lokale Infektion vorliegt oder Verdacht auf hormonelle Störungen besteht, sollten bei der immunologischen Untersuchung auch die Anti-Candida- und die antiovariellen Antikörper (also Antikörper, die sich gegen das Gewebe von Eileitern und Eierstöcken richten) bestimmt werden. In manchen Fällen ist es auch notwendig, das Vorhandensein von Antikörpern, die gegen die Schilddrüse gerichtet sind (Antithyroidea), festzustellen.

Des weiteren gehören zur Candida-Behandlung das Erkennen und natürlich auch die Neutralisierung bestehender Allergien. Es gibt keine Candidiasis, die nicht auch mit Allergien verbunden wäre. Es geht dabei in erster Linie um Allergien gegen candidaverwandte Pilze, aber auch gegen Schimmelpilze und andere Pilzarten, die wir mit der Atemluft aufnehmen.

Zum Testen von Allergien werden die potentiellen Allergene, d.h. die Stoffe, von denen man annimmt, daß sie Auslöser einer Allergie sind, verdünnt in die Haut (intracutan) gespritzt: es werden »Quaddeln gesetzt«. Wenn der Körper auf diese Substanzen allergisch ist, kommt es meist schon kurz nach der Injektion (innerhalb von zehn Minuten) zu einem meßbaren Wachstum der Quaddel. Verdünnt man diese Substanzen noch weiter, gelangt man irgendwann an einen Punkt, an dem die Quaddel nicht mehr wächst. An diesem Punkt treten auch andere mögliche Symptome (Schwellungen der Nasenschleimhaut, Hautreizungen usw.) nicht mehr auf.

Damit hat man den Neutralisationspunkt, der später auch für die Behandlung von Bedeutung sein wird. Quaddeln mit der dem Neutralisationspunkt entsprechenden Verdünnung werden nun regelmäßig über einen längeren Zeitraum hinweg gesetzt. Es kommt dabei zu keiner allergischen Reaktion, trotzdem wird das Immunsystem zum Aufbau von Abwehrkräften gegen das Antigen angeregt. Mitunter kommt es vor, daß ein seit Jahren bestehender Schnupfen plötzlich aufhört, eine verstopfte Nase wieder frei wird, wenn die richtige (niedrige) Verdünnung gefunden ist: ein offensichtlicher Beweis dafür, daß die Hefepilzerkrankung auf systemischem Wege allergische Reaktionen hervorrufen kann, die weit entfernt vom eigentlich zu erwartenden Sitz der Candida liegen.

Gleichzeitig sollten bei Candida-Patienten Allergietests mit einer Reihe von Nahrungsmitteln beziehungsweise Nahrungsmittelgruppen durchgeführt werden, denn wer unter einer Candida-Infektion leidet, ist vielfach auch auf andere Substanzen, insbesondere Milch, Milchprodukte und Weizen, allergisch.

Oft sind sich die Patienten dieser Allergien gar nicht bewußt. Sie nehmen die erwähnten Nahrungsmittel zu sich, ohne daß deutliche Symptome aufträten. Denn die Symptome werden unterdrückt, wenn man das allergieauslösende Nahrungsmittel täglich weiter zu sich nimmt. Die immunologische Belastung aber bleibt bestehen, auch wenn äußerlich kein offensichtliches Symptom auftritt. Vielleicht ermüden diese Candida-Patienten leicht, vielleicht ist die Verdauung gestört, vielleicht leiden sie an Fettsucht, aber sie begreifen diese Erscheinungen nicht als allergische Symptome. Oft haben sich ursprünglich deutlichere Symptome gezeigt, aber der Körper lernt, sie zu unterdrücken, damit der Mensch die in unserer Gesellschaft übliche Nahrung überhaupt zu sich nehmen kann. Solche verdeckten Allergien werden offenbar, wenn man das allergieauslösende Nahrungsmittel (zum Beispiel Weizen oder Eier) für eine bestimmte Zeit absetzt und dann wieder zu sich nimmt.

Man kann versuchen, diese halbbewußten Kontrollen zu umgehen, indem man den Patienten bei der Allergiebehandlung nicht informiert, welche Substanzen gerade injiziert werden. Dabei treten zwar zunächst schlimmere Symptome auf, die aber durch die Neutralisationsbehandlung bald verschwinden.

Leider werden die allergischen Probleme um so schlimmer, je mehr Zeit verstreicht. Denn zum Verlauf einer Candidiasis gehört auch, daß die Darmwand beschädigt und mit der Zeit immer durchlässiger für größere Moleküle wird. Dabei dringen ständig größere Mengen der allergieauslösenden Substanzen in die Blutbahn und das Lymphsystem ein. Das bedeutet eine dauernde Belastung mit allergieauslösenden Substanzen, die durchaus zu einer ernsten Immunschwäche führen kann. Im schlimmsten Falle kommt es dabei zu anderen immunologisch verwandten Krankheitsphänomenen, etwa Autoimmunerkrankungen bis hin zu Krebs. Multiple Allergien (also Allergien gegen eine größere Anzahl verschiedener Substanzen) können zu Immundefekten führen und später schwere Krankheiten nach sich ziehen.

Es liegt auf der Hand, daß die Behandlung solcher Krankheitsbilder im wesentlichen in einer Stärkung des angegriffenen Immunsystems bestehen muß. Dafür haben sich mittlerweile eine Reihe von Methoden bewährt, die wir im folgenden kurz vorstellen.

Eine ganz wesentliche Behandlung, die am Anfang jeder Candida-Therapie stehen sollte, ist die Darmsanierung. Häufig kommt es nämlich bei dieser Krankheit zu Vergiftungserscheinungen durch anhaltende Verstopfung. Derartige »Altlasten« müssen durch Darmspülungen entfernt werden. Danach kann ein Wiederaufbau der Darmflora durch Acidophilus- und Bifidobakterien erfolgen. (Ein bewährtes Kombinationspräparat physiologisch wichtiger Darmbakterien ist *Omniflora*. Gute Erfahrungen gibt es auch mit hochdosierten Bakterienpräparaten aus den USA.)

Da ist zunächst die ionisierte Sauerstoffbehandlung, ein Verfahren, das erst in den letzten Jahren entwickelt wurde. Dabei wird (je nach Bedarf) über eine längere Zeitspanne negativ oder positiv ionisierter Sauerstoff eingeatmet.

Dann die hämatogene Oxidationstherapie nach Prof. Wehrli. Dabei werden aus der Vene 90 Milliliter Blut entnommen, mit ultraviolettem Licht bestrahlt, mit Sauerstoff versetzt und wieder in den Körper eingespritzt.

Eine weitere Möglichkeit ist die in den USA schon seit vielen Jahren verwendete Vitamin-C-Infusionstherapie mit hochdosiertem Vitamin C, die von dem zweimaligen Nobelpreisträger Linus Pauling hoch gepriesen wird. Gleichzeitig sollten auch andere Vitamine und Mineralien intravenös verabreicht werden. Denn bei chronischer systemischer Candidiasis läßt sich immer wieder ein mehrfacher Vitamin- und Mineralmangel feststellen. Bei oraler Einnahme werden Vitamin- und Mineralpräparate oft nur schlecht vom Körper aufgenommen, da durch die Krankheit meistens die Absorptionsfähigkeit des Darms beeinträchtigt ist. Bei einer Infusion kann man sicher sein, daß die Stoffe dorthin gelangen, wo sie benötigt werden. Denn über den Blutweg sind alle Zellen zugänglich, so daß der Zellstoffwechsel im gesamten Körper positiv beeinflußt wird. Empfehlenswert sind Infusionen mit hochdosiertem Vitamin C, außerdem mit Vitamin-B-Komplexen und verschiedenen Mineralstoffen (je nach Mangelzustand). Wenn sich nach einer bestimmten Behandlungsdauer die Absorptionsfähigkeit des Magen-Darm-Trakts verbessert hat, sollte man auch oral Vitamine und Mineralien einnehmen.

Seit Jahren ist die Thymustherapie ein wesentlicher Bestandteil der Immunbehandlung. Sie empfiehlt sich vor allem dann, wenn ein diesbezüglicher Immundefekt nachgewiesen werden kann. Wenn also die Werte der T-Lymphozyten (die in der Thymusdrüse produziert beziehungsweise »programmiert« werden) vom Normalen abweichen. Thymusextrakt (gewonnen aus Kälberdrüsen) kann hier die Tätigkeit der Thymusdrüse anregen und so zur Normalisierung der Immunwerte beitragen.

Auch die Serumtherapie (bei der Organextrakte in niedriger Dosierung zur Anregung der Organ- oder Immuntätigkeit gespritzt werden) und Mistelpräparate haben sich zur Stärkung der körpereigenen Abwehr und bei der Behandlung von Immundefekten bewährt. Manche Mediziner verabreichen auch Peptide, bestimmte organspezifische Zellbestandteile aus RNS und DNS. Serum-, Mistel- und Peptidbehandlung sollten allerdings nur nach Absprache mit dem Arzt und bei spezifischer Indikation zur Anwendung kommen.

Zu den Vorbedingungen einer erfolgreichen Therapie gehört eine ausreichende Flüssigkeitszufuhr (mindestens zwei Liter reines, gutes Wasser täglich, Quellwasser zum Beispiel). Außerdem muß berücksichtigt werden, daß alle Candida-Patienten wegen der zwangsläufig bestehenden Allergien an einem Absorptionsdefizit im Darmbereich leiden, das heißt, der Darm zieht nicht genügend Nährstoffe aus der Nahrung. Also müssen die Betroffenen zusätzlich Vitamine und Mineralien einnehmen beziehungsweise per Infusion oder Injektion verabreicht bekommen.

Es ist schon lange bekannt, daß bei kranken Personen nur dann ausreichend Nährstoffe in die Zellen gelangen, wenn der Körper mit Vitaminen und Mineralstoffen förmlich überflutet wird. Zum Beispiel sollte man im Krankheitsfall mindestens 4000 mg, also 4 g Vitamin C täglich zu sich nehmen. Wichtig ist auch Vitamin B in hoher Dosierung (100 mg Vitamin-B-Komplex täglich in hefefreier Zubereitung). Bei den Mineralien sind Kalzium und Magnesium besonders wichtig.

Wesentlich ist auch das Verhältnis von Kupfer zu Zink im Körper, da Immundefekte oft mit einer Verminderung der Kupfermenge im Gewebe einhergehen. Kupfer und Zink stehen in einem reziproken Verhältnis: wenn vom einen Element viel vorhanden ist, geht die Menge des anderen zurück, und umgekehrt. Mit einer Vollblutanalyse (dabei wird das Blut vollständig, so, wie es im Körper fließt, auf seine Beschaffenheit untersucht, während sonst bei vielen Untersuchungen durch Zentrifugieren einzelne Blutbestandteile isoliert werden) lassen sich alle diese Mineralien im Körper genau bestimmen.

Alle Mangelerscheinungen müssen korrigiert werden, um den Körper in eine möglichst gute Verfassung zu versetzen. Keine Angst: abgesehen von den fettlöslichen Vitaminen A, D und E kann man Vitamine kaum überdosieren. Vitamin A läßt sich durch das ungefährliche Provitamin Betacarotin ersetzen, das vom Körper selbst in eine gut verträgliche Form von Vitamin A umgewandelt wird. Allerdings sollte man Vitamin A nur unter ärztlicher Aufsicht nehmen, da es schnell zu einer Gelbverfärbung der Haut kommen kann. Auch Mineralien können überdosiert werden, deshalb sollte man sie nur unter fachlicher Aufsicht nehmen. Das gilt besonders für die Infusionstherapie, aber auch für die orale Einnahme. Da zum Beispiel Zink und Kupfer, wie erwähnt, in einer Wechselbeziehung stehen, nehmen die Zinkwerte ab, wenn man zuviel Kupfer einnimmt, und das Immunsystem wird geschwächt.

Zur optimalen Mineral- und Vitaminversorgung gehören vor allem die Substanzen, die als Antioxidantien bekannt sind. Im Zuge der natürlichen Alterung kommt es im Körper zu schädlichen Oxidationsprozessen: Sauerstoff wird nicht nur zum Zellneuaufbau verwendet, sondern reißt bestimmte wichtige Bausteine aus der Zelle heraus und verbindet sich mit ihnen zu den schädlichen Peroxiden und Superoxiden. Vielfach treten solche Oxidationsprozesse aber auch schon in jungen Jahren auf, als Folge von allgemeinem Streß, mangelhafter Ernährung, chronischen Krankheitsprozessen, Allergien jeglicher Art und sonstigen physiologischen Belastungen, denen wir ausgesetzt sind.

Vitamin A, E und C sowie das Spurenelement Selen wirken diesen degenerativen Vorgängen entgegen. Sie sind als Antioxidantien bekannt. Bei der Behandlung einer Candidiasis, die anfangs mit einer Ernährungsumstellung auf hohe Eiweißzufuhr verbunden ist, werden durch das Absterben der Hefepilze Toxine freigesetzt, die diese schädlichen Oxidationsprozesse fördern. Die Wirkung dieser Toxine kann durch die erwähnten Antioxidantien (insbesondere Vitamin C) erheblich gemildert werden. Ich empfehle Ihnen, regelmäßig ein gutes hefefreies Multivitamin- und Mineralpräparat einzunehmen (Bezugsadresse siehe S. 12), und zusätzlich täglich 2 g Vitamin C in der besonders verträglichen Form von Ascorbat. Auch wenn Sie – in Absprache mit Ihrem Arzt – andere einzelne Vitamine und Mineralstoffe einnehmen, sollten Sie darauf achten, daß diese hefefrei sind. Besonders gilt dies für B-Vitamine und Selen, da die gängigen Präparate oft auf Hefebasis hergestellt sind.

Als weitere Vorbeugungsmaßnahme gegen Oxidationsprozesse sollte man darauf achten, daß in der Nahrung ausreichend essentielle Fettsäuren vorhanden sind. Besonders zu empfehlen sind extrafeines Olivenöl, Mais- und Sonnenblumenöl. Wer sich auf optimale Weise die essentiellen Fettsäuren zuführen und sich gleichzeitig ausreichend mit vollständigen Proteinen versorgen will, der sollte häufig frischen Fisch essen. Lachs und Heilbutt sind besonders zu empfehlen.

Die Anti-Candida-Diät

Wenn man mit einer Hefepilzerkrankung erfolgreich fertig werden will, muß man sich auf einige wesentliche Änderungen der Lebensgewohnheiten über einen längeren Zeitraum hinweg gefaßt machen: Etwa drei bis sechs Monate ist eine strikte Diät einzuhalten, danach kann man einiges »Verbotene« versuchsweise wieder zu sich nehmen, zum Beispiel Bier, Hefebrot und Sekt. Dann sieht man, ob man es verträgt, also symptomfrei bleibt. In einigen seltenen Fällen muß die Diät länger (bis zu eineinhalb Jahren) eingehalten werden. Im Vordergrund steht dabei eine Nahrungsumstellung: Speisen, die dem Pilz als Lebensgrundlage dienen, sind auf jeden Fall zu vermeiden.

Darüber hinaus muß man sich vor Pilzen aller Art schützen. Hefepilze, Schimmelpilze und die verschiedenen luftgetragenen Pilzarten gehören zur selben Gattung. Wenn eine Überempfindlichkeit gegen die einen besteht, können sehr leicht auch die anderen allergische Symptome auslösen. Deswegen sollte man seine Lebensmittel so lagern, daß Schimmelpilze möglichst keine Entwicklungschancen haben. In vielen Lebensmitteln befinden sich schon beim Kauf größere Mengen von Pilzen, weil sie von Natur aus feucht sind oder bei Transport oder Lagerung von Feuchtigkeit umgeben. Bei Melonen und Trauben zum Beispiel ist die Wahrscheinlichkeit sehr gering, daß sie unseren Tisch ohne Schimmelpilzbefall erreichen, da sie im allgemeinen aus warmen Gegenden stammen und viel eigene Feuchtigkeit enthalten.

Deshalb sollte man frisches Obst und frisches Gemüse am besten in Seifenwasser (mit etwas Seife oder Spülmittel) waschen und danach gut unter laufendem Wasser abspülen. Das beseitigt nicht nur einen Großteil der Pilze, sondern auch Insektizidrückstände. Allerdings dringen solche Chemikalien durch die äußere Haut ins Innere der Melone ein, so daß durch Waschen nur wenig davon zu beseitigen ist. Deshalb sollte man bei Melonen nicht nur die Schale, sondern auch noch den äußeren Rand der Frucht nicht verzehren.

Überprüfen Sie auch Ihre Wohn- und Arbeitsräume und versuchen Sie, soweit wie möglich, Schimmel und Mehltau (auf Pflanzen) zu beseitigen. Am meisten gefährdet sind Toilette und Bad und die Spüle in der Küche. Auch der Kühlschrank ist ein günstiger Ort für die Ansiedlung von Schimmel. Wer in der Nähe von Wald, Seen, Flüssen oder Meer wohnt, muß damit rechnen, daß sich im dunklen feuchten Keller die Pilze besonders gut vermehren.

Um den Hefepilz im Körper unter Kontrolle zu bekommen, bedarf es eines zweifachen Vorgehens. Einmal muß man den Pilz direkt angreifen, und zwar durch Nystatin, das vom Arzt verschrieben wird. Nystatin ist, wie erwähnt, fast ungiftig für den menschlichen Organismus. Es ist sehr gut verträglich und verursacht nur selten Empfindlichkeiten oder Allergien.

Der zweite und mindestens ebenso wichtige Schritt ist die Ernährungsumstellung: die Patienten müssen alle hefe- oder schimmelpilzhaltigen Nahrungsmittel und die besonders gefährdeten Obst- und Gemüsearten absetzen. Auch Getreideprodukte, die stark weiterverarbeitet oder zuckerhaltig sind, müssen abgesetzt werden. Durch alle diese Nahrungsmittel wächst und gedeiht der Hefepilz. Zucker, raffinierte Kohlehydrate (Brot, Backwaren, Kekse, Saucen aus Weißmehl) und Früchte mit hohem Zukkergehalt fördern das Wachstum der Candida. Auch Fruchtsäfte und vergorene Getränke wie Bier, Wein und Sekt sind zu meiden. Konservierte Säfte, Früchte und Gemüse können von Hefe- oder Schimmelpilzen befallen sein. Außerdem sollte man beim Kauf von Nahrungsmitteln grundsätzlich den Packungsaufdruck überprüfen und feststellen, ob Hefe enthalten ist.

Jetzt fragen Sie sich bestimmt, was Sie überhaupt noch essen dürfen. Oder Sie denken: Wenn ich auf so vieles verzichten soll, dann behandle ich diese Krankheit lieber nicht. So schlimm ist sie ja eigentlich gar nicht. Wenn Sie Zweifel haben, ob derart einschneidende Maßnahmen bei Ihnen erforderlich sind, sprechen Sie darüber mit Ihrem Arzt. Wir haben in den vorhergehenden Kapiteln angedeutet, wie eine Candidiasis sich entwickeln kann, wenn sie nicht rechtzeitig erkannt und behandelt wird. Diese Krankheit ist nicht einfach zu heilen, die Therapie erfordert auch vom Patienten eine gewisse Disziplin.

Aber keine Panik: es gibt immer noch eine lange Reihe sehr schmackhafter Nahrungsmittel, die Sie ohne weiteres jederzeit essen können. Wir geben im folgenden ausführliche Hinweise, wie die Anti-Candida-Diät aussehen sollte.

Versuchen Sie es zunächst mit der Hefepilz-Kontrolldiät Stufe 1. Richten Sie sich nach den Hinweisen im nächsten Kapitel. Nehmen Sie zwischen den Mahlzeiten das Nystatin-Pulver in der verschriebenen Dosis. Führen Sie diesen Plan guten Mutes und mit Einsatzbereitschaft drei Wochen lang durch und halten Sie alle Gebote und Verbote in dieser Zeit konsequent ein. Dann sprechen Sie mit Ihrem Arzt über Ihre Erfahrungen, damit er sich vergewissern kann, wie Ihnen das alles bekommt. Vielleicht müssen Sie bestimmte Elemente der Diät abändern. Oft reicht in diesem Fall ein Telefongespräch mit Ihrem Arzt.

Die Dauer der Behandlung ist von Patient zu Patient verschieden und hängt sehr davon ab, wie gut der einzelne auf die Therapie anspricht. Wenn Sie schon nach kurzer Zeit eine deutliche Besserung verspüren, können Sie den Diätplan etwas weniger streng gestalten. Gehen die Symptome durch die Umstellung aber nicht zurück, muß man das Nahrungsangebot für den

Pilz noch weiter einschränken: dann müssen praktisch alle Kohlehydrate abgesetzt werden.

Wir gehen davon aus, daß jeder, der unter dieser Krankheit leidet, genügend stark motiviert sein wird, all diese Anweisungen genauestens zu befolgen, um sich endlich von den Beschwerden zu befreien. Um so mehr, wenn er weiß, daß zwischen der chronisch-systemischen Pilzerkrankung, der systemischen Candidiasis, und einer Immunschwächung ein enger Zusammenhang besteht. Wie groß die Gefahr diesbezüglich ist, läßt sich natürlich schwer voraussagen und eigentlich erst beurteilen, wenn »das Kind schon in den Brunnen gefallen ist«, also wenn die Candidiasis bereits ernsthafte Folgeschäden verursacht hat.

Ziel der Anti-Candida-Behandlung ist es, das Immunsystem so funktionstüchtig wie möglich zu erhalten beziehungsweise wieder in einen funktionstüchtigen Zustand zu versetzen, in dem es auf eventuelle Angriffe schnell und wirkungsvoll reagieren kann. Nur auf diese Weise kann eine langfristige Besserung erwartet werden, denn schließlich ist es das Immunsystem, das eine eventuelle spätere Neuansiedlung von Candida bekämpfen muß. Und es ist einzig und allein das Immunsystem, das uns vor Angreifern wie Bakterien, Viren, Allergenen und Umweltgiften zu schützen vermag.

Hat der Hefepilz sich erst einmal stark vermehrt, so daß seine Satelliten sich bereits überall in Körper und Organen befinden, so wird das Immunsystem permanent belastet und seine Kampfbereitschaft geschwächt. Die Belastungen für das Immunsystem sind vielseitig und leisten alle der Candida Vorschub: Antibiotika zerstören die natürliche Darmflora, aber nicht die dort ansässigen Candidapilze, so daß diese sich ungehemmt verbreiten können. Eine schlechte Ernährung mit viel Weißmehl und Zucker ist nicht geeignet, das Immunsystem wiederaufzubauen, und fördert ebenfalls die Vermehrung der Candida. Hinzu kommen, wie erwähnt, Streß und chronische, zum Teil unterschwellige Infektionen, die normalerweise vom Immunsystem in Schach gehalten werden könnten. Nur eine umfassende und konsequente Behandlung und Umstellung kann hier eine Wende zum Besseren bewirken.

Im folgenden finden Sie eine Aufstellung der Nahrungsmittel, die Sie als Candida-Patient essen beziehungsweise vermeiden sollten. Achten Sie auf jeden Fall immer genau auf den Packungsaufdruck der Lebensmittel, damit Sie nicht versehentlich versteckte Zusätze verzehren, die die Candida begünstigen.

Was Sie nicht essen sollten

In erster Linie sind Zucker und alle zuckerhaltigen Nahrungsmittel inklusive Honig abzusetzen. Dazu gehören auch raffinierte Kohlehydrate jeglicher Art, wo immer sie vorkommen.

Die zweite wichtige Gruppe von Nahrungsmitteln, die Sie vermeiden sollten, sind die hefehaltigen. Dazu gehören: alkoholische Getränke, Nahrungsmittel, in denen Essig enthalten ist, Dosennahrung, Aufgewärmtes, mit Hefe angereicherte Produkte und Vergorenes.

Beispiele:

Apfelwein
Backmischungen
Barbecue-Saucen
Bier
Brötchen
Dessertspeisen
Früchte, kandiert
Fruchtsäfte
Gebäck
Getreidetrockenprodukte wie z.B. Cornflakes, Honig-Pops etc.
Gewürze, getrocknet
Hefeteigprodukte
Käse (die meisten Sorten)
Ketchup
Krapfen
malzhaltige Produkte
Mayonnaise
Melonen
Most
Pilze
Salatfertigdressings
Sauerrahm
Sekt
Senf
Sojaprodukte
Wein
Weißbrot
Worcestersauce

Wenn Sie diese Liste lesen, erscheint Ihnen die Diät vielleicht als enorme Belastung. Sie werden jedoch erleichtert sein, wenn Sie die nächste Liste betrachten, da Ihnen ja eine ganze Menge Nahrungsmittel, die Sie gern essen, erhalten bleiben.

Nehmen Sie sich das Essen von zu Hause zur Arbeit mit, wenn Sie eine strenge Diät einhalten wollen. Denn meist ist es schwierig, die richtige Kombination von Nahrungsmitteln in Kantine, Restaurant oder Supermarkt zu finden.

Gelegentlich dürfen Sie ein wenig sehr trockenen Weißwein mit Mineralwasser trinken. Wenn sich dadurch allerdings die Symptome verschlimmern, müssen Sie darauf verzichten.

Was Sie essen dürfen

Die Hefepilzkontrolldiät Stufe 1

Beachten Sie: Alle Obst- und Gemüsesorten müssen vor dem Verzehr gründlich gewaschen werden, um Hefe- und Schimmelpilze an der Oberfläche zu entfernen.

Die mit * gekennzeichneten Nahrungsmittel enthalten relativ viele Kohlehydrate und müssen bei einer strengeren Diät ebenfalls abgesetzt werden (siehe auch S. 53).

Frisches Gemüse:

Auberginen	Mais *	grüne Salate
Blumenkohl	Paprikaschoten, grün	Schnittlauch
Bohnen *	Petersilie	Sellerie
Brokkoli	Radieschen	Spargel
Erbsen *	Rosenkohl	Spinat
Gurken	Rote Bete	Tomaten
Karotten/Mohrrüben	Rotkohl	Weißkohl
Kartoffeln	Rüben	Zwiebeln

Getreide:

alle Vollkornprodukte, insbesondere:
Buchweizen (der eigentlich kein Getreide ist)
Hafer
Naturreis

Frische Früchte:

Ananas	alle Beerensorten	Papaya *
Apfel *	Birne *	Pfirsich
ungesüßtes Apfelmus *	Kirschen *	Pflaumen
Aprikose	Nektarinen *	Trauben (höchstens 12 pro Tag)
Avocado *	Orangen	
Banane *	Pampelmuse	

Fleischgerichte:

Ente	Kalb	Schalentiere
frische Fische	Krabben	Schwein
Gans	Lachs	Thunfisch
Huhn	Lamm	Truthahn
Hummer	mageres Rindfleisch	Wild

Alle Eierspeisen

Nüsse und Samen:

Haselnüsse	Sesamsamen
Leinsamen	Sonnenblumenkerne
Mandeln	Walnüsse

Kaltgepreßte Öle:

Maisöl	Sesamöl
hochwertiges kaltgepreßtes Olivenöl	Sonnenblumenöl

außerdem:
selbstgemachte Salatdressings und Mayonnaisen aus Zitronensaft (kein Essig!), Ei, Öl.

Brote und nicht raffinierte Kohlehydrate:
hausgemachtes Gebäck mit Backpulver, aber ohne Zucker (keine Hefe!)
Kartoffelpuffer (mit Vollkornmehl)
manche Knäckebrotsorten (ohne Hefe!)
Matzen (das ungesäuerte Osterbrot der Juden)
Reiskekse
Vollkornkuchen
Vollkornnudeln

Getränke:
Joghurt (natur)
Kaffee
Milch *
Mineralwasser
Tee (Blütentee, frischer grüner Tee, Kräutertees wie Hagebutte, Kamille usw.)
Wein, im Verhältnis 1:2 mit Wasser verdünnt

Käse:

Camembert (nur das Innere, nicht die Rinde)	Schafskäse
Quark	Schweizer Käse

(Gouda entsteht wie viele andere gelbe Käsesorten durch Schimmelbildung und Gärung. Im Gegensatz dazu wächst der Schweizer Emmentaler durch Bakterienkulturen.)

Beachten Sie: Alkohol ist im Prinzip nichts anderes als Zucker. Bleiben Sie bei Ihrem Entschluß, der Hefeausbreitung Herr zu werden.

Die Hefepilzkontrolldiät Stufe 2

Wenn Sie eine Zeitlang ausschließlich die hier angeführten Nahrungsmittel gegessen haben und sich nicht deutlich besser fühlen, nehmen Sie wahrscheinlich immer noch zu große Mengen Kohlehydrate zu sich. In diesem Fall sollten Sie auch auf die mit einem Sternchen gekennzeichneten besonders kohlehydratreichen Nahrungsmittel verzichten.

Es ist auch möglich, daß keine Besserung eintritt, weil Sie auf bestimmte Nahrungsmittel allergisch sind. Sprechen Sie darüber mit Ihrem Arzt und lassen Sie die entsprechenden Tests und Neutralisierungsbehandlungen durchführen. Seien Sie besonders vorsichtig mit Früchten, da diese erfahrungsgemäß oft Schwierigkeiten bereiten.

Eine Woche hefefrei - ein Vorschlag

Montag

morgens: gekochtes Ei, Sauerteigbrot, Butter, Kaffee
mittags: Thunfisch mit Zitrone, Joghurt, Dill, Kopfsalat, Apfel
zwischendurch: Käse, Karotten
abends: Truthahn, Maiskolben, gedünsteter Spinat, Erdbeeren

Dienstag

morgens: Haferflocken, Milch
mittags: Schweizer Käse, Tomate, Birne, frischgepreßter Saft
zwischendurch: Matzen, Nußbutter
abends: Fischfilet, Kartoffelbrei, gedünstete Karotten, Pfirsich

Mittwoch

morgens: gekochtes Ei, hefefreies Knäckebrot, Banane
mittags: frisch zubereitete Linsensuppe, frischer Salat, Vollkorngebäck (ungesüßt), Orange
zwischendurch: Quark, Apfelmus (ungesüßt - statt Zucker können Sie allerdings Süßstoff verwenden)
abends: Lammkotelett, Buchweizen, Brokkoli, Bratapfel

Donnerstag

morgens: Joghurt, Granola, frisches Obst
mittags: Naturreis, kalter Hackbraten (ohne Weißmehlsemmeln), Gemüsesalat, frisches Obst
zwischendurch: Sellerie, Matzen
abends: Aubergine, Zwiebeln, Tomaten, grüne Paprika mit Mozzarella auf Vollkornnudeln

Freitag
morgens: Buchweizen, Rührei, Orange
mittags: Fischsuppe, Tomatensalat, Ananas
zwischendurch: Joghurt, frische Früchte
abends: Shrimps mit Knoblauch, Brechbohnen, Kartoffeln, Pflaumenkompott

Samstag
morgens: Getreideflockenmüsli (ungesüßt, ohne Rosinen) mit Banane und etwas Milch oder Saft (Orange oder Apfel), falls man gegen diese Flüssigkeiten nicht allergisch ist
mittags: frischer Lachs, Sauerteigbrot, Salat
zwischendurch: Maiskolben, Butter
abends: Flunder, Naturreis, Tomatengemüse

Sonntag
morgens: Vollkorneierkuchen, Apfelmus
mittags: Quark, Pfirsich, Matzen, Blattsalat
zwischendurch: hausgemachtes ungesüßtes Gebäck
abends: Brathuhn, Pellkartoffeln, Rote Bete, Bananenquark

Woran erkennt man, daß man geheilt ist?

Frauen sollten sich in der Regel etwa drei bis sechs Monate konsequent an die Diät halten und außerdem Nystatin einnehmen. Bei Männern genügen meistens schon ein bis zwei Monate, um die Symptome zum Abklingen zu bringen. In schweren Fällen ist allerdings manchmal auch ein Jahr oder länger Zurückhaltung gegenüber den pilzfördernden Nahrungsmitteln geboten.

Die oberflächlichen Symptome der Candida wie etwa Scheidenausfluß und -juckreiz verschwinden durch diese Behandlung meist relativ schnell. Trotzdem kann die Candida in Magen und Darm weiterexistieren und sich erneut ausbreiten, wenn man die Nystatintherapie vorschnell abbricht.

Deutlichstes äußeres Zeichen für eine Gesundung ist das Zurückgehen der allergischen Symptome. Es zeigt, daß der Körper mittlerweile wieder besser mit den verschiedenen Angriffen durch Candida und andere Erreger umgehen kann. Probieren Sie nach einer gewissen Behandlungszeit einfach mal ein Glas Wein oder ein Stück Kuchen. Das wird nicht gleich zu einem schweren Rückfall führen, sondern gibt Ihnen Auskunft über den Zustand Ihres Körpers. Wenn keine allergischen Symptome auftreten oder die Symptome schwächer sind als früher, dann sind Sie einen großen Schritt vorangekommen.

Auch durch immunologische Tests läßt sich der Behandlungsfortschritt feststellen. Immer wieder erleben wir in der Praxis, daß sich das Blutbild und andere Werte nach einigen Monaten Diät und Behandlung deutlich verbessern.

Da Candidiasis aber ein zivilisationsbedingtes Leiden ist, besteht leider immer die Möglichkeit zu einer erneuten Entwicklung der Krankheit. Antibiotikatherapien, übermäßiger Streß und schlechte Ernährung - das wissen Sie ja inzwischen selbst sehr gut - rufen opportunistische Erreger auf den Plan, auch Candida. Wer langfristig von Candida verschont bleiben möchte, sollte daher auch später sein Leben darauf einstellen und - wichtigste Empfehlung - bei den problematischen Nahrungsmitteln Zurückhaltung üben.

Die psychologische Betreuung der Candida-Patienten

»Tut mir leid, wir können nichts finden, das ist sicher eher psychisch«, sagt der Arzt. Er meint es nicht böse. Er hat einfach nicht an die Möglichkeit einer Candida-Erkrankung gedacht und deshalb auch keine gefunden. »Was ist nur schon wieder mit dir, keiner tut dir was, und du hast schlechte Laune«, sagen die Angehörigen. Auch sie meinen es nicht böse. Wer nicht um die vielfältigen Folgesymptome einer systemischen Candidiasis weiß, wird womöglich die Betroffenen als »eingebildete Kranke« abstempeln.

Unverständnis also von der Außenwelt, Ratlosigkeit bei den Medizinern. Immer neue Arztbesuche ohne konkretes Ergebnis lassen die Patienten mit der Zeit an ihrer eigenen Wahrnehmung zweifeln. »Ihnen fehlt doch nichts. Sie sind gesund, alle Testergebnisse befinden sich im Normalbereich!« heißt es – häufig in herablassendem Ton. Alles psychisch? Jeder Laie weiß heute etwas über die Zusammenhänge zwischen körperlichen und seelischen Beschwerden. Ich bin also krank und weiß nicht, warum. Bilde ich mir alles nur ein? Warum fühle ich mich ständig so schlecht? Bin ich »verrückt«?

Solche Gedanken melden sich zwangsläufig mit der Zeit bei einem Menschen, dessen eigentliche Krankheitsursache nicht diagnostiziert wird. Oft wird ja erst nach jahrelangen Irrwegen die Candidiasis ermittelt. Das erklärt, daß viele Candida-Patienten als psychische Wracks die Praxis des Arztes betreten. Sie brauchen dringend Hilfe auch seelischer Art.

Natürlich stellt sich allein schon dadurch, daß die Krankheit endlich entdeckt ist, bei den meisten Personen ein Gefühl großer Erleichterung ein. Endlich gibt es wieder Hoffnung, ist eine Heilung in Sicht, können konkrete Schritte unternommen werden. Trotzdem: Ein bißchen Unterstützung können die meisten sehr gut gebrauchen, und manche brauchen Monate, wenn nicht Jahre, um ihr psychisches Gleichgewicht wiederzufinden.

Bewährt haben sich in der psychotherapeutischen Behandlung von Candida-Patienten einfache Entspannungsmethoden wie zum Beispiel das autogene Training oder auch Suggestionskassetten, die zu Hause abgehört werden können. Daneben ist es wichtig, daß der Arzt, vielleicht auch ein Psychotherapeut, den Patienten eindringlich klarmacht, daß sie nicht »verrückt« sind. Sondern daß sie einfach lange Zeit unter enormem Streß gestanden haben – durch die Krankheit selbst, aber auch durch die verständnislosen Reaktionen – und daß sie deshalb völlig zu Recht frustriert und übellaunig geworden sind.

Häufig hat ein Arzt mehrere Candida-Patienten gleichzeitig in Behandlung, da die Krankheit leider immer mehr um sich greift. Dann bietet es sich an, ein- bis zweimal monatlich eine Art Gruppentherapie oder eine Selbsthilfegruppe unter ärztlicher Beratung einzurichten. Das gibt Gelegenheit zu Erfahrungsaustausch, dort können aufgestaute Frustrationen und Gefühle sich endlich Luft verschaffen. Die Schicksale der einzelnen ähneln sich meist in vieler Hinsicht. Und allein die Erkenntnis, daß man nicht allein ist, übt eine äußerst beruhigende und heilsame Wirkung aus.

Bei der eben beschriebenen Patientengruppe ist die psychotherapeutische Arbeit noch relativ leicht und überschaubar. Schwieriger wird es bei denjenigen, die unter direkt von der Candida verursachten nervlichen und emotionellen Störungen leiden. In den USA werden solche Symptome gelegentlich als »zerebrale Allergien« bezeichnet. Sie werden einerseits durch die toxischen Wirkungen des Hefepilzes verursacht, teilweise sind sie aber auch immunologisch als allergische Reaktionen erklärbar. Hier sollte die psychotherapeutische Beratung unbedingt durch eine Person erfolgen, die umfassend über die möglichen Erscheinungsbilder der Candidiasis informiert ist.

Die dritte Gruppe leidet unter Nahrungsmittelallergien, die sich emotionell bemerkbar machen (also nicht wie die »klassischen« Allergien in Form von Schleimhautschwellungen, Juckreiz u.ä.). Symptome können zum Beispiel sein: Depression, Lustlosigkeit, Gereiztheit, Vergeßlichkeit, Konzentrationsmangel, Schlafstörungen und viele andere bereits angeführte nervöse Beschwerden.

Bei den beiden letztgenannten Gruppen gilt: Je disziplinierter die Therapie von seiten der Patienten durchgeführt wird, je rascher und konsequenter die Aufnahme raffinierter Kohlehydrate sowie der Alkoholkonsum eingeschränkt werden, desto schneller werden auch die psychischen Symptome zurückgehen.

Leider kommt es immer wieder vor, daß Menschen aufgrund der langwierigen Erkrankung (ohne erkennbare Heilungsaussichten) arbeitsunfähig geschrieben werden, ihre Stelle verlieren und sich dann Alkohol oder Tabletten zuwenden. Die richtige Diagnose wird nicht gestellt, die Ursache bleibt im dunkeln. Wie viele Menschen sind hierbei wohl schon ungerechterweise als Simulanten, Querulanten und Neurotiker bezeichnet worden?

Das prämenstruelle Syndrom (PMS) – oft durch Candida verstärkt

Über sechzig Prozent aller Frauen klagen über erhöhte Empfindlichkeit und Beschwerden vor dem Einsetzen der Periode. Sechzig Prozent – das klingt schon fast so, als sei es unnormal, keine Beschwerden während der Regel zu haben. Die Liste der möglichen Symptome ist lang: Depression, Angstzustände, Gereiztheit, Kopfschmerzen, Ermattung, starke Ermüdung, unerklärliche Weinkrämpfe, Muskelschmerzen, Rückenschmerzen, Akne, Bläschenausschlag, Gerstenkörner, Nebenhöhlenentzündungen, asthmatische Probleme; ferner ein gesteigertes Bedürfnis nach Süßigkeiten und Kohlehydraten, Alkohol oder auch nach salzigen, scharf gewürzten Speisen; Wutausbrüche, Vergeßlichkeit, Konzentrationsmangel, Streitlust, allgemeine Schwerfälligkeit. Außerdem fast immer Wasseransammlungen, häufig im ganzen Körper, mindestens aber in Form von geschwollenen Beinen, Fingern und Gelenken. Ein weiteres regelmäßiges Symptom: starkes Ziehen, mitunter sogar Schmerzen in der Brust.

Selbstverständlich leidet nicht jede Frau an allen diesen Symptomen des prämenstruellen Syndroms, einige von ihnen aber treten bei fast jeder Frau auf. Für manche Frauen teilt sich der Monat durch das »PMS« regelrecht in zwei Hälften: eine glückliche, in der sie sich wohl fühlen, und eine Zeit der Qual, in der sie sich gereizt und deprimiert und lustlos fühlen.

Das prämenstruelle Syndrom wird allgemein als hormonelle Funktionsstörung angesehen. Die Symptome treten vor allem vor der Monatsblutung auf, erstrecken sich aber bei vielen Frauen bis in die zweite Hälfte des Zyklus. Sobald die Blutung vorbei ist, verschwinden auch die Symptome.

Die amerikanischen Candida-Forscher Truss und Cook sehen eine Verbindung zwischen Candidiasis und PMS. Sie sagen natürlich nicht, daß diese Beschwerden ursächlich durch Candida erzeugt werden. Bemerkenswerterweise aber gehen grundsätzlich bei Candidiasis-Patientinnen im Laufe der Behandlung auch die PMS-Symptome zurück. Möglicherweise wird die Empfindlichkeitsschwelle durch Candida herabgesetzt.

Viele Frauen erleben die Monatsblutung als wenig störend und fühlen sich in ihrem Wohlbefinden kaum beeinträchtigt. Wir gehen davon aus, daß die oben beschriebenen Beschwerden keine Veranlagung oder ein Schicksalsschlag sind, den Frauen als unausweichlich akzeptieren müssen. Die Candida-Behandlung lindert in vielen Fällen die Beschwerden, und es gibt – wie wir sehen werden – noch andere erfolgversprechende Behandlungsmöglichkeiten.

Wie erkennt eine Frau, ob sie am prämenstruellen Syndrom leidet? Die Diagnose ist nicht einfach. Es gibt keine Tests und keine typischen allgemeinen Symptome. Durch Selbstbeobachtung und einen Regelkalender, in den die Frau täglich alle Symptome einträgt, läßt sich feststellen, welche Symptome zyklisch wiederkehren. Wenn diese Symptome nach Ende der Mensis verschwinden, ist das ein deutlicher Hinweis auf PMS. Ein solcher Regelkalender ist, wie die britische Ärztin Catherine Dalton in ihrem Buch über das prämenstruelle Syndrom schreibt, der einfachste und zugleich billigste Weg der Selbstdiagnose.

Auch Catherine Dalton kann keinen klaren Hintergrund für das Auftreten des PMS ausmachen. Sie nimmt allerdings an, daß die betroffenen

Frauen womöglich in der zweiten Hälfte des Zyklus eine unzureichende Menge des Hormons Progesteron produzieren. Dieses Hormon wird in den weiblichen Eierstöcken produziert.

Es ist wesentlich an der Aufrechterhaltung der Schwangerschaft beteiligt. Tritt keine Schwangerschaft ein und endet der Zyklus mit der Monatsblutung und dem Abstoßen der Gebärmutterschleimhaut, dann wird in der ersten Zyklushälfte diese Schleimhaut unter dem Einfluß der Östrogene wieder aufgebaut.

Catherine Dalton hat in England eintausend Patientinnen, die alle unter PMS-Beschwerden litten, sehr erfolgreich mit relativ hochdosiertem Progesteron behandelt. Vieles spricht jedoch gegen eine Behandlung mit hohen Hormondosen; es können dabei neue, andersgeartete Störungen des Hormongleichgewichts auftreten. Deshalb empfehlen wir eine etwas andere Therapie, bei der nur ganz geringe Mengen dieses Hormons in wäßriger Lösung als Quaddeln injiziert werden, also eine Art Mini-Progesteron-Therapie.

Der amerikanische Allergologe und Mitbegründer der klinischen Ökologie Miller hat festgestellt, daß schon geringste Progesteronmengen (0,004 bis 2,5 Milligramm), intrakutan (also unter die Haut) injiziert, ausreichen, um die PMS-Beschwerden wesentlich zu lindern. Die englische Progesterontherapie arbeitet mit bedeutend höheren Hormondosen in der Größenordnung zwischen 50 und 200 Milligramm.

Auf den ersten Blick ist vielleicht nicht verständlich, wie derart kleine Mengen unter der Haut auf den ganzen Körper wirken sollen. Ebenso wie die Allergieneutralisation wird diese Therapie mit immer höheren Verdünnungen durchgeführt. Wendet man sie zum richtigen Zeitpunkt an, so kommt es oft vor, daß die Symptome innerhalb von 30 oder 40 Minuten vollständig verschwinden. Allerdings muß diese Therapie genau dann durchgeführt werden, wenn der Höhepunkt des PMS erreicht ist. (Der Höhepunkt liegt drei bis zehn Tage vor der Periode, der Tag, an dem die Frau sich am schlechtesten fühlt.)

Bevor man eine solche Therapie beginnt, muß man selbstverständlich andere Krankheitsursachen (auch Schwangerschaft oder eventuelle Zufuhr anderer Hormone durch Verhütungsmittel, Medikamente oder belastetes Fleisch) ausschließen. Wenn der Neutralisierungspunkt (der Punkt, an dem die Quaddel nicht größer als 4 mm wird) mit 0,05 Milliliter der richtigen Verdünnung (es wird Schritt für Schritt im Verhältnis 4:1 verdünnt) erreicht werden kann und die Symptome dabei verschwinden, dann sollte man diese Injektionen einige Tage lang vor Beginn der Mensis durchführen und sie dann über zwei bis fünf Zyklen wiederholen. Oft ist das Problem schon nach zwei Zyklen behoben, manchmal dauert es etwas länger.

Durch diese winzigen Dosen stabilisiert sich in vielen Fällen der Hormonhaushalt, der Körper erreicht schnell wieder ein hormonelles Gleichgewicht. Viele Patientinnen bedurften nach einigen Monaten keiner weiteren Therapie, es sei denn, sie litten an einer fortgeschrittenen Candidiasis. Die Nebenwirkungen dieser Mini-Progesteron-Therapie sind äußerst gering, gelegentlich kommt es zu einer Hautirritation oder -entzündung. Solche Symptome können teilweise verhütet werden, indem man nach der Injektion auf die Einstichstellen drückt und so das teilweise Auslaufen der injizierten Hormone verhindert. Manchmal leiden die Patientinnen in der Folge der Injektionen an unregelmäßigen oder sehr starken Monatsblutungen; diese Erscheinungen treten jedoch nur zu Anfang der Therapie auf und gehen bald vorüber. Sollten sich allerdings dauernde Störungen der Regelblutung einstellen, muß die Progesterontherapie abgebrochen werden. Dann müssen andere Behandlungsansätze gefunden werden – zum Beispiel die erwähnte Therapie nach Dalton oder, falls nicht zu umgehen, eine zyklische Hormontherapie. In manchen Fällen hilft auch Neuraltherapie.

Die meisten Frauen allerdings leiden unter einer mehr oder minder fortgeschrittenen Candidiasis. Und da diese offensichtlich die PMS-Beschwerden deutlich verstärkt, muß immer zunächst die Hefepilzerkrankung unter Kontrolle gebracht werden. Erst danach läßt sich beurteilen, wie stark das prämenstruelle Syndrom eine Frau wirklich belastet und ob es überhaupt behandlungsbedürftig ist. In keinem Fall sollte man ein PMS mit Hormonen behandeln, wenn nicht vorher gründlich die Vorgeschichte der Krankheit durchleuchtet und durch Quaddeln die Candida getestet worden ist. Vielleicht schlägt gerade deshalb die Progesteronbehandlung häufig fehl, weil der Candida-Aspekt nicht in Betracht gezogen wird. In jedem Fall bedarf es bei der Behandlung von PMS und Candida eines großen Einfühlungsvermögens und großer Geduld auf seiten des behandelnden Arztes.

Das Immunsystem

Sehr viel spricht dafür, daß die Candidiasis sich nur bei geschwächtem Immunsystem ausbreiten kann - und ihrerseits zur weiteren Schwächung des Immunsystems beiträgt. Sie reiht sich somit ein in eine Reihe von Angriffen gegen das Immunsystem, die erst in den letzten Jahrzehnten für den Menschen sehr belastend geworden sind. Um zu begreifen, was eine Immunschwäche bedeutet, muß man wissen, wie das Immunsystem funktioniert. In diesem Kapitel versuchen wir, einen möglichst verständlichen Überblick über die verschiedenen Komponenten des Immunsystems zu geben.

Das Immunsystem besteht im Prinzip aus zwei Teilen, dem zellgebundenen, der auf bestimmten Zellen aufbaut, und dem humoralen, an die Körperflüssigkeiten Blut und Lymphe gebundenen Teil, der aus Immunglobulinen (Abkürzung: Ig, Proteinen mit Antikörpereigenschaften) besteht, die im Körper zirkulieren und sich vor Ort mit Antigenen (also Substanzen, die im Körper eine Immunantwort auslösen, etwa Viren, Bakterien und Giften) auseinandersetzen.

Auch die zellgebundenen Teile des Immunsystems kreisen im Körper; es sind im wesentlichen die weißen Blutkörperchen, die sich entweder in Blut- oder Lymphbahn oder in bestimmten Geweben aufhalten. Diese Geweberegionen sind in erster Linie die Thymusdrüse (die unter dem oberen Ende des Brustbeins liegt), dann die verschiedenen über den ganzen Körper verteilten Lymphknoten, weiter Milz, Teile der Leber, aber auch die Mandeln und der ganze Nasen-Rachen-Raum.

Man unterscheidet dabei vor allem zwei Arten von Zellen: Die »B-Zellen«, die aus dem Knochenmark stammen, dienen vor allem zur Produktion von Immunglobulinen; die »T-Zellen«, auch »T-Lymphozyten« genannt, die in der Thymusdrüse aktiviert werden, sind das »immmunologische Gedächtnis«: sie erkennen Antigene auch nach Jahren noch wieder, woraufhin sie verschiedene Abwehrschritte einleiten. Weitere Immunzellen sind die »Phagozyten«: sogenannte Freßzellen, die Fremdkörper, abgestorbene Gewebeteile und Mikroben »fressen« und verdauen; sie werden unterschieden nach »Neutrophilen«, »Eosinophilen« und »Monozyten«, außerdem »basophilen« weißen Blutkörperchen, die an der Entstehung von allergischen Reaktionen beteiligt sind. Alle diese Zellen reagieren auf fremde Eindringlinge, auf Antigene. Bei der damit meist verbundenen Entzündung werden die unerwünschten Eindringlinge zerstört und aus dem Körper ausgeschieden.

Das zellgebundene Immunsystem (T-Lymphozyten, Monozyten, Basophile und Eosinophile, Phagozyten) kommt vor allem bei der Abwehr von Viren,

Pilzen und anderen Eindringlingen zum Einsatz. Die T-Lymphozyten »erinnern sich«, daß sie schon einmal mit einem bestimmten Antigen Kontakt hatten; sie geben Alarm und lösen eine ganze Reihe anderer Abwehrschritte aus, die sich für uns als entzündlicher Prozeß äußern. Jede T-Zelle kann aufgrund ihrer genetischen Eigenart nur einen Fremdling beziehungsweise ein Antigen erkennen. Schon bei der Geburt stehen im Körper des Säuglings T-Zellen bereit, die bei Bedarf etwa eine Million verschiedener Antigene erkennen und gegen sie eine Immunantwort auslösen können.

Bei den T-Zellen unterscheidet man drei Untergruppen: Da sind einmal die »Killerzellen«, die insbesondere Tumorzellen, Parasiten, Pilze und bestimmte Viren direkt angreifen und zerstören können. Dann die »Helferzellen« (auch als T-4-Zellen bekannt), die die Eindringlinge im Frühstadium der Immunantwort »erkennen« und die nötigen Schritte einleiten, das heißt vor allem die B-Zellen zur Produktion von Antikörpern anregen. Die T-Zellen können genau zwischen körpereigenen Zellen und fremden Eindringlingen unterscheiden, sie tragen wesentlich zur Verhinderung von Autoimmunreaktionen bei.

Die dritte Gruppe sind die »T-Suppressorzellen«. Sie kontrollieren Menge und Einsatzstärke der Helferzellen, damit es nicht zu einer unangemessen starken Immunreaktion kommt. Sie schalten sozusagen das Immunsystem nach getaner Arbeit wieder ab. Wenn die Suppressorzellen zu stark eingreifen, kann gesundes Gewebe zerstört werden. Zwischen T-Helferzellen und B-Zellen gibt es aber ein Kontroll-Rückkopplungssystem, das wiederum die Suppressorzellen im Gleichgewicht hält.

Bei Pilzinfektionen (gerade auch bei Candida albicans) kommt es oft zu einer starken Überaktivität der Suppressorzellen, das normale Verhältnis zwischen Helfer- und Suppressorzellen (das bei 1,6 - 2:1 liegt) verändert sich zugunsten der Suppressorzellen. Dann finden eventuell nötige Immunantworten nicht mehr in ausreichendem Maße statt - das Immunsystem wird zu früh »abgeschaltet«. Auch bei bestimmten Virusinfektionen (z.B. durch den Epstein-Barr-Virus) kommt es zu diesem Anstieg der Suppressorzellen.

B-Zellen, die auf Anregung der T-Zellen bestimmte Antikörper produzieren, gibt es normalerweise genug im Körper; die T-Zellen aber werden zu etwa 90 Prozent nur bis zum Ende der Pubertät produziert, in der restlichen Lebensspanne des Menschen kommen nur noch etwa 10 Prozent hinzu. Also bedeutet jede Schädigung der Thymusdrüse durch Strahlen oder Umweltgifte eine große Gefahr.

Das *humorale (oder durch Antikörper vermittelte) Immunsystem* basiert auf den B-Lymphozyten. Die B-Zellen stammen, ebenso wie die T-Zellen (die allerdings in der Thymusdrüse »programmiert« werden müssen), aus den

Plasmazellen im Knochenmark. Sie entstehen lebenslang in größeren Mengen. Über das Blut verteilen sie sich auf Lymphknoten und Lymphgewebe und können dort bei Bedarf zum Einsatz kommen. Die B-Zellen wirken im wesentlichen antibakteriell - sie werden auch mit schweren und wiederholten bakteriellen Infekten fertig. Auf der Oberfläche der B-Zellen befinden sich die von ihnen erzeugten sogenannten Antikörper, die auf die Antigene passen wie ein Schlüssel zum Schloß. Wenn Antigen und Antikörper zusammentreffen, wird das Antigen neutralisiert, und die B-Zelle teilt sich, um neue Antikörper zu produzieren.

Die Antikörper (oder Immunglobuline) gehören zum größten Teil (70 Prozent und mehr) der Klasse IgG (Immunglobulin-Gamma) an. Die im Blut befindlichen Gammaglobuline werden im Labor durch den Prozeß der »Elektrophorese« getestet. Weiter gibt es die Immunglobuline A, D, E und M, die alle eine wesentliche Rolle bei der Immunreaktion des Körpers spielen. Bei zu niedrigen IgG-Werten kommt es leichter zu Infektionen und Eiterbildung. Der Antikörper IgM befindet sich in geringen Mengen an der Oberfläche der B-Zellmembran und hilft beim Unschädlichmachen von Bakterien (durch »Verklumpung«). Der Antikörper IgA schützt Haut und Schleimhaut und findet sich deshalb vor allem in Bronchien und Magen-Darm-Trakt. IgA bindet Viren, Bakterien und einzellige Parasiten (Protozoen) und verhindert, daß sich diese Mikroorganismen an gesunde Zellen heften. IgA ist für die Ausschüttung von Histamin verantwortlich, was sich durch Juckreiz und Anschwellen der Schleimhäute bemerkbar macht. Die Immunglobuline stehen auch in enger Kooperation mit dem »Komplementsystem«, welches den weißen Blutkörperchen bestimmte chemische Signale vermittelt. Die T-Zellen bilden die letzte Abwehrlinie des Körpers gegen Viren und können diese auch dann noch aufspüren, wenn sie sich bereits in Zellen eingenistet haben. Hierbei werden sie von den Immunglobulinen wesentlich unterstützt.

Größere und kleinere Immundefekte sind sehr häufig auf Viruserkrankungen oder Pilzausbreitung zurückzuführen. Und ein geschwächtes Immunsystem reagiert auch auf neue Infektionen schwächer. Es liegt also auf der Hand, daß man immer bemüht sein muß, diese Immundefekte zu beseitigen oder auch vorbeugend das Immunsystem anzuregen, um den Körper zu schützen.

Wie erkennt man einen Immundefekt

Schwere Immundefekte wie zum Beispiel die Hypogammaglobulinämie (eine Verzögerung der Immunglobulinsynthese bei Kleinkindern) sind selten. Bei vielen Menschen bestehen jedoch Immundefekte, die nicht schwerwiegend erscheinen und deshalb oft unerkannt bleiben. Sie äußern sich zum Beispiel in häufigen leichten Nasen-, Rachen- oder Nebenhöhlenkatarrhen, Bronchitis, Magen-Darmbeschwerden, Durchfällen oder Perioden leichten Fiebers. Viele Patienten leiden unter keinerlei erkennbaren Symptomen, und doch liegt ein nachweisbares IgA-Defizit vor. Das trifft besonders auf Menschen zu, die oft mit Cortison, Cortisonderivaten oder Antibiotika behandelt wurden. Gerade in dieser Gruppe klagen die Patienten öfters über Arthritis oder Arthrose.

Die Diagnose »Immundefekt« aber kann in all diesen Fällen erst dann gestellt werden, wenn ein Arzt überhaupt diese Möglichkeit in Betracht zieht. Welche Anzeichen lassen eine Schädigung des Immunsystems vermuten? Diese Diagnose liegt nahe, wenn eine Infektion sehr häufig und wiederholt auftritt oder trotz Behandlung nicht zum Abklingen gebracht werden kann. Natürlich können in solchen Fällen auch anatomische Defekte oder mangelhafte Ernährung eine Rolle spielen.

Mit modernen Labormethoden läßt sich der Verdacht auf Immunschädigung ohne weiteres überprüfen. Immunglobuline und spezifische Antikörper lassen sich ebenso wie Anzahl und Verteilung der weißen Blutkörperchen testen. Auch eine Überprüfung des »Immunstatus« (also die Untersuchung von T-Helfer-, T-Suppressor- und Killerzellen und deren jeweiliger Mengen, außerdem die Bestimmung der B-Zellen) gibt wesentlichen Aufschluß über die Funktionstüchtigkeit des Immunsystems. Die einfachste Methode, Reaktionsbereitschaft und Kompetenz des Immunsystems festzustellen, ist der Stempeltest nach Mérieux. Dabei werden verschiedene Antigene in die Haut eingeritzt; über die nächsten 24 bis 48 Stunden wird die Reaktion beobachtet.

Bei der Laboranalyse sollten immer mögliche frühere oder gegenwärtige Virusinfekte in die Diagnose mit einbezogen werden. Zum Beispiel ist ein hoher Epstein-Barr-Titer (also die Konzentration des Epstein-Barr-Antigens, bei dem es zur deutlichen immunologischen Reaktion kommt) oft auf eine vorangegangene Infektion mit Mononukleose (Pfeiffersches Drüsenfieber) zurückzuführen. Diese Erkrankung wird vielfach als verschleppte Erkältung verkannt. Der Titer ist auch ein guter Anhaltspunkt für den Krankheitsverlauf: ein gleichbleibender oder sinkender Wert während der Behandlung ist als positives Zeichen oder Therapieerfolg zu werten. Steigt er aber (muß man also noch mehr Antigen geben, damit das Immunsystem reagiert), dann sind neue oder verstärkte therapeutische Maßnahmen angezeigt. Wenn sich bei der anfänglichen Untersuchung solche chronischen (oder auch akuten) Virusinfekte zeigen, müssen sie mit aller Intensität behandelt werden, um so dem Immunsystem bestmögliche Voraussetzungen zur Bekämpfung anderer Krankheiten zu verschaffen.

Bekanntlich können auch Schwermetalle, insbesondere Blei, das

Immunsystem schädigen. Deshalb sollte man den Bleigehalt des Blutes feststellen lassen. Das geschieht durch Gabe von EDTA (Äthylendiamintetraessigsäure), einem Stoff, der mit Schwermetallen Komplexe (Chelate) bildet. Die Schwermetalle werden hierbei ausgeschwemmt und der Analyse zugänglich. So läßt sich die Umweltbelastung durch Blei und andere Schwermetalle feststellen. Liegen die Werte im gesundheitsgefährdenden Bereich, so läßt sich die Schwermetallbelastung durch eine Infusionstherapie behandeln. Dabei werden je nach Mangelerscheinung EDTA (Äthylendiamintetraessigsäure), Magnesium, Vitamin C, Kalium, physiologische Kochsalzlösung, gelegentlich auch B-Vitamine und Spurenelemente per Infusion verabreicht.

Die Therapie bei Immundefekten

Die Behandlung von Immundefekten ist in jedem Fall kompliziert, da der Befund bei jedem Patienten anders liegt und deshalb auch eine individuelle Behandlung erfordert. Der Arzt muß bei seinem Vorgehen immer die augenblickliche Situation des Patienten berücksichtigen. Dazu bedarf es nicht nur einer exakten Diagnose und Bewertung der Beschwerden, sondern er muß auch den Allgemeinzustand des Menschen berücksichtigen, die Laborwerte (insbesondere die immunologischen Daten) und die noch vorhandenen Reserven. Der im Labor ermittelte sogenannte »Immunstatus« setzt sich aus folgenden Tests zusammen: Gesamtzahl der Lymphozyten, B-Zellen, T-Helfer (T4)-Zellen, T-Suppressor (T8)-Zellen, Killer-T-Zellen, Anticandida-Antikörper, Herpes- und EBV-Antikörper.

Grundsätzlich müssen dann zunächst einmal die nötigen Vitamine, Mineralien und oft auch Aminosäuren zugeführt werden. Dabei ist besonders die Gruppe der Antioxidantien zu berücksichtigen. Daneben steht eine Enzymtherapie, die der Beseitigung von Schlackenstoffen aus dem Körper gilt. Durch diese Maßnahmen werden auch abnorme Zellbildungen zerstört und beseitigt, die bei allen Menschen vorhanden sind. Potentiell lauern durch diese Zellabnormitäten in jedem Menschen Tumore und Krebs; ein gesundes Immunsystem wird aber im allgemeinen ohne weiteres damit fertig.

Es gibt eine ganze Reihe biologischer Therapien, die der Immunstimulation dienen. Je nach Schwere des Befunds bietet sich eine Mistel (lat.: Viscum album)-Therapie an. Sie hat eine hochgradig stimulierende Wirkung auf ein geschwächtes Immunsystem. Diese Therapie muß an den Allgemeinzustand des Patienten angepaßt werden.

Gleichzeitig ist eine Sauerstoffmehrschritt-Therapie zu empfehlen. Sie besteht aus folgenden Schritten:

1. Einnahme von Vitamin B1 und C und Magnesium, damit die Zellen den zugeführten Sauerstoff besser nutzen können.

2. Einatmen von Luft mit einem Sauerstoffgehalt von 42 Prozent in wachsenden Mengen.

3. Bewegung (an Trainingsgeräten), um die Durchblutung und Sauerstoffversorgung des Körpers zu verbessern. Die Behandlung kann auch mit negativ (oder positiv – je nach dem durch die Messungen ermittelten Bedarf) ionisiertem Sauerstoff erfolgen.

Als besonders hilfreich hat sich auch die Hämatogene Oxidationstherapie (HOT) nach Prof. Fritz Wehrli erwiesen. Dabei werden dem Patienten 90 Milliliter Blut entnommen, mit Sauerstoff versetzt und mit ultraviolettem Licht eines bestimmten Spektrums bestrahlt. Danach wird das Blut intravenös wieder dem Körper zurückgegeben. Durch die Kombination von Sauerstoff und ultraviolettem Licht werden Viren zerstört, Pilzgifte zur Ausscheidung gebracht und die Gewebedurchblutung verbessert.

Wenn Menge oder Verhältnis der Helfer- und Suppressorzellen gestört sind, kann man mit Thymuspräparaten eingreifen. Diese Mittel (es gibt eine ganze Reihe auf dem Markt) werden aus der Thymusdrüse (=Bries) junger Kälber gewonnen. Zur Intensivbehandlung injiziert man diese Substanzen, gleichzeitig kann man Thymuspräparate aber auch in Form von magensäureresistenten Tabletten einnehmen. Auch der Tuberkuloseimpfstoff BCG (oder Staphylokokkenlysat) regt die Immunfunktion an. Beide Präparate können wiederholt angewendet werden. Die Reaktion des Körpers auf diese Substanzen gibt dem Arzt Aufschluß über den Fortschritt der Therapie. Als gutes Zeichen ist dabei zu werten, wenn die Immunantwort des Organismus schon bei einer geringeren Menge der Impfstoffe eintritt. Das erkennt man an einer geröteten Fläche am Oberarm, die sich bis zu Eigröße ausdehnen kann.

Zu einem vollständigen Therapieprogramm kann heute auch die Normalisierung abnormer Gene gerechnet werden. Dabei kommen die sogenannten »Biological Response Modifiers« (BRM; Präparate, die die biologische Reaktion modifizieren) zum Einsatz. Es handelt sich dabei um Substanzen, die die körpereigenen internen Systeme verändernd beeinflussen und stärken und dadurch eine Stimulation des Immunsystems erreichen, möglicherweise sogar eine Normalisierung jeder abnormen Zelle. Die Präparate sind aus Zellextrakten hergestellt und bestehen aus unterschiedlich langen Ketten von Aminosäuren und Polypeptiden (Aminosäuren und Peptide sind die einfachsten Eiweißbausteine des Körpers; aus ihnen setzen sich letztlich aber auch äußerst komplizierte Molekülketten wie DNS und RNS zusammen).

Besonders interessant auf diesem Gebiet ist ein Schweizer Präparat, das aus einer Kombination von RNS und DNS besteht. Es wird aus dem Serum von trächtigen Spendertieren gewonnen. Die Tiere werden nicht getötet, es werden keine Zellen aus den Föten benötigt. Die Biological Response Modifiers kommen in unterschiedlichen Kombinationen zur Anwendung und greifen an verschiedenen Punkten im Organismus an. Bei der Therapie werden sie einzeln oder in Kombination mit anderen derartigen Präparaten eingesetzt, zum Beispiel: Ney-Tumorin, Ney-Thymun, AF2, Elpimed und Karzodelan; außerdem die ganze Palette der Wiedemann-Präparate (auch dies tierische Organextrakte). Die Präparate haben aufgrund ihrer Herkunft aus unterschiedlichen tierischen Organen auch eine sehr unterschiedliche Wirkungsweise und stärken entsprechend verschiedene Bereiche des Immunsystems.

Die Therapie mit einer Kombination aus den hier beschriebenen Behandlungsmethoden hat sich seit einigen Jahren in der Praxis bewährt. Man könnte sie auch als polyvalente biologische Therapie bezeichnen (»polyvalente« Impfstoffe sind Substanzen, die aus einer ganzen Reihe von Antigenen bestehen und somit eine Immunstimulation und einen Impfschutz gegen mehrere Erreger bieten). Ziel der Behandlung ist natürlich immer die weitgehende Normalisierung des Immunsystems. Dosis, Verabreichungshäufigkeit und Wahl der einzelnen (oder auch kombinierten) Präparate müssen natürlich nach dem Einzelfall und dem individuellen Krankheitsbild und Immunstatus der Patienten abgestimmt werden.

Zusätzlich zu den beschriebenen Methoden emphiehlt sich meist eine Darmsanierung mit Bifidobakterien und Laktobazillen, da diese freundlichen Darmbewohner meist durch Antibiotikabehandlungen geschädigt sind, wodurch die Candida hier wuchern kann. Im Prinzip sorgt man natürlich durch die Ernährungsumstellung für ein verbessertes Darmklima. Durch den Verzicht auf Weißmehlprodukte und Zucker sind genügend Ballaststoffe vorhanden. Gleichzeitig sollte man auf ausreichende Zufuhr milchsäurehaltiger Produkte (also Joghurt, Buttermilch, Kefir und ähnliches) achten; sie sind zur Normalisierung des Bakterienspiegels im Darm wichtig. Auch die zusätzliche Einnahme von Vitaminen und Mineralstoffen ist sehr wichtig, weil sie als lebenswichtige Substanzen nicht nur den Organismus insgesamt unterstützen, sondern auch direkt die Widerstandskraft gegen Krankheiten erhöhen können. Sie beugen zum Beispiel degenerativen Veränderungen vor.

Wesentlich - darauf sei nochmals hingewiesen - ist auch die Flüssigkeitszufuhr. Zwei oder drei Liter Flüssigkeit täglich sind absolut notwendig - am besten in Form von klarem Quellwasser.

In hartnäckigen Fällen kommt auch eine Eigenblutbehandlung in Frage. Dabei vermischt man natürliche Präparate wie Echinacin, Esberitox oder Colibiogen mit einigen Millilitern Blut und spritzt die Mischung intramuskulär in den Körper zurück.

Bei schweren Erschöpfungszuständen (soweit sie nicht auf Mineralstoffmangel beruhen, was durch eine Vollblutanalyse abzuklären ist) bewirken Extrakte der Nebennierenrinde (mit Injektionen verabreicht) besonders gute Reaktionen.

Auch der emotionale und psychische Zustand der Candida-Patienten muß (wie bei allen anderen schweren Fällen von Allergie) in der Therapie berücksichtigt werden. Oft stehen psychische und körperliche Beschwerden in einer psychosomatischen Wechselbeziehung. Nur durch Fortschritte in beiden Bereichen kann die Krankheit überwunden werden. Candida-Patienten leiden oft unter Streß, Angstzuständen, Kummer und Depressionen. Diese Zustände stehen mit dem Krankheitsgeschehen in direkter Verbindung. Heute weiß man, daß nicht nur die körperliche Belastung durch Krankheitserreger oder Gifte, sondern auch psychische Faktoren das Immunsystem negativ beeinflussen können.

Oft werden die seelischen Probleme der Patientinnen und Patienten durch die Menschen in ihrer nächsten Umgebung noch verstärkt, weil diese die Krankheit nicht ernst nehmen, zumindest aber unterschätzen und dementsprechend reagieren. Deshalb sollte der Arzt durchaus einmal die Menschen aus der nächsten Umgebung des Patienten zu einem familien- oder gruppentherapeutischen Gespräch einladen.

Abschließend möchten wir noch einmal betonen, daß die Therapie von Immundefekten sehr komplex und von Fall zu Fall verschieden ist. Will man wirklich umfassend nach dem breiten heutigen Wissensspektrum vorgehen, so muß man die Zusammenhänge zwischen Psyche, Soma, Ernährung und Allergie sehen und bei der Behandlung berücksichtigen.

Streß, das Immunsystem und die Rolle der Antioxidantien

In den vorangegangenen Kapiteln haben wir zu zeigen versucht, daß die Candida-Infektion gewissermaßen ein zweischneidiges Schwert ist. Auf der einen Seite kann sie sich nur auf einem Nährboden vermehren, der geschwächt und vielen Streßfaktoren ausgesetzt ist. Eine Candidiasis läßt immer den Rückschluß auf einen geschwächten Organismus zu. Andererseits wird die Candida zu einem weiteren Streßfaktor, indem sie durch ihre weitverbreitete Ansiedlung im Körper und die Streuung ihrer Gifte schwächend wirkt.

Der österreichisch-kanadische Wissenschaftler Hans Selye hat schon vor langer Zeit gezeigt, daß uns tagtäglich verschiedene Formen von Streß belasten: Psychischer Streß, der mit den vielfältigen Anforderungen der Gesellschaft, denen wir uns freiwillig oder gezwungenermaßen stellen, mit unserem Lebensstil insgesamt zusammenhängt. Dann der physikalisch-chemische Streß, der uns auf dem Weg durch die »frische« Luft, von der eigenen Wohnung bis hin zum Arbeitsplatz ständig begleitet: Abgase, Klimaanlagen, chemische Umweltverschmutzung, Pestizide und Herbizide, Schwermetalle, Asbest, Radioaktivität.

Weitere ganz handfeste Streßfaktoren sind Unfälle, chirurgische Eingriffe, aber auch Lärm oder zu starke Sonneneinstrahlung. Sie alle beeinflussen unseren Körper und unser Immunsystem negativ. Die letzte große Gruppe der »Stressoren« sind Infektionen, insbesondere durch Pilze und Viren, aber auch durch Bakterien hervorgerufen. Letztere werden mit Antibiotika behandelt, was wiederum einen zusätzlichen Streßfaktor darstellt.

Alle diese Faktoren zusammen bedeuten größte Gefahr für unser Immunsystem. Denn durch Streß kommt es im Organismus zu einer Überproduktion zellulärer Giftstoffe, die man als »freie Radikale« bezeichnet. Die freien Radikale, seit einigen Jahren zunehmend im Blickpunkt der wissenschaftlichen Forschung, sind als Hauptfaktoren aller degenerativen Krankheiten, insbesondere der Krebskrankheit, zu betrachten.

Was sind »freie Radikale«? Die chemische Definition lautet: Moleküle mit einem ungepaarten (also »freien«) Elektron im äußeren Ring. Normalerweise sind die Moleküle, aus denen sich die Zellen unseres Körpers aufbauen, mit gepaarten (einem negativ und einem positiv geladenen) Elektronen bestückt und somit im Gleichgewicht. Kommt aber ein einzelnes Elektron hinzu oder wird eines abgerissen, so gerät das Molekül aus dem Gleichgewicht und ist folglich nicht mehr stabil. Derart beschädigte Moleküle werden stark reaktionsbereit und suchen nach Elektronen, um sich wieder zu vervollständigen - auf Kosten der gesunden Zellen. Denn aus eigentlich im Gleichgewicht befindlichen Zellen werden durch die freien Radikale Elektronen herausgerissen, was die Zellintegrität stark beeinträchtigt. Es ist logisch, daß freie Radikale auf diese Weise wieder neue freie Radikale produzieren, also Moleküle, denen ein Elektron fehlt und die aggressiv Elektronen aus anderen Strukturen herausreißen.

Je stärker die Aktivität der freien Radikale, desto gefährlicher wird die Situation. Es werden nämlich mehr Zellen zerstört, als der Körper wiederaufzubauen vermag. Wenn der Prozeß nicht aufgehalten wird, geht die Zellzerstörung weiter, in einzelnen Organen (den schwächsten Gliedern in der Kette) kommt es zu Fehlfunktionen, dann zum Tod des Organs und schließlich des ganzen Körpers.

Man kann den Schaden, den die freien Radikale anrichten, mit einem biologischen »Verrosten« vergleichen. Denn die Zerstörungsprozesse gehen stets mit Oxidationsprozessen einher. Nun gibt es in der Natur und in unserem Körper eine Reihe von Antioxidantien, die der Aktivität der freien Radikale entgegenwirken. Es sind dies vor allem Vitamin A und sein Provitamin Betacarotin, Vitamin C und E sowie der Minderalstoff Selen.

Diese vermögen jedoch nur einen geringen Teil der freien Radikale in Schach zu halten. Die bedeutend größere Arbeit verrichten verschiedene körpereigene Enzyme, unter anderen die Peroxidasen, Katalasen, Dismutasen und Reduktasen.

Wie kommen die freien Radikale zustande? Ihre Entstehung ist im Grunde ein ganz normaler Vorgang im Rahmen der aeroben Zellatmung (also des Sauerstoffstoffwechsels der Zelle). Bei der Produktion von Adenosinphosphorsäure (ATP), einem der wichtigsten Energielieferanten des Stoffwechsels, fallen nebenbei automatisch sogenannte Superoxide mit ungepaarten, also freien Elektronen an. Normalerweise werden sie im Körper durch das Enzym Superoxiddismutase abgebaut. Überzählige Superoxide sind deshalb so gefährlich, weil sie nicht nur direkt die Zelle schädigen, sondern auch mit anderen Molekülen weiter reagieren und dabei weitere, noch stärker toxische freie Radikale bilden.

Dadurch bilden sich Hydroxilgruppen, aggressive Verbindungen, die aus einem Sauerstoffatom und einem Wasserstoffatom bestehen (OH-), und Peroxide (Verbindungen, die Ketten von Sauerstoffatomen enthalten). Beide können die Sauerstoffverarbeitung und den Stoffwechsel der Zelle empfindlich stören. Zum Glück gibt es ein körpereigenes Gegenmittel gegen diese Verbindungen: die Enzyme. Sie sind in der Lage, die freien Radikale zu inaktivieren. So zerlegt zum Beispiel das Enzym Superoxiddismutase das schädliche Wasserstoffsuperoxid in Sauerstoff und Wasser, und der Zellschaden bleibt minimal.

Wenn die freien Radikale allerdings ungehindert zur Entfaltung kommen, schädigen sie die Fette (Lipide) an den Zellmembranen und lassen sie ranzig werden. Diesen Vorgang bezeichnet man als Lipidperoxidation. Die Zellmembran wird starr, der normale Stoffwechsel unterbunden. Gleichzeitig wird der Zelle Flüssigkeit entzogen, ein Vorgang, den man durchaus mit dem aus der Lederindustrie bekannten Gerben vergleichen kann.

Diese und ähnliche Prozesse tragen übrigens wesentlich zu rheumatischen Erkrankungen bei. Überhaupt stehen fast sämtliche Gesundheitsprobleme, insbesondere aber die chronischen Erkrankungen, mit Schäden in Zusammenhang, die durch freie Radikale verursacht werden. Denn offenbar kann unser Körper, wenn er starkem Streß ausgesetzt ist, nicht ausreichend eigene Antioxidantien herstellen, so daß die freien Radikale auf wenig Gegenwehr stoßen.

Inzwischen haben allerdings die Forschungen der Immunologie gezeigt, daß bestimmte Substanzen die Tätigkeit der körpereigenen Antioxidantien unterstützen können. Es sind dies neben Vitamin A, C, E und dem Mineral Selen auch verschiedene Enzyme. Bei schweren Immunstörungen sollten dem Körper die Enzyme Katalase und Superoxiddismutase von außen zugeführt werden. Einfacher ist es allerdings, die Erzeugung dieser

Enzyme im Körper selbst zu stimulieren, da ihre Produktion wesentlich vom Vorhandensein bestimmter Minerale und Vitamine und deren Kombinationen abhängt. Bei der Therapie sollte man also nicht nur Multivitamine und Mineralpräparate verabreichen, sondern gerade auch Kombinationspräparate aus Antioxidantien.

Im folgenden Kapitel stellen wir einige in Apotheken erhältliche Substanzen vor, die den Aufbau der körpereigenen Enzyme unterstützen, die bei Streß den freien Radikalen entgegenwirken.

Superoxide sind freie Radikale, die aus einem Sauerstoffmolekül mit einem ungepaarten Elektron bestehen. Dieses Radikal ist, wie erwähnt, Auslöser für Zellschäden und die Bildung weiterer aggressiver freier Radikale. Es steht nicht nur mit vielen chronischen Krankheiten in direktem Zusammenhang, sondern auch mit allen degenerativen Erkrankungen, die man normalerweise als altersbedingt ansieht. Die Abwehr des Körpers gegen diese Moleküle stützt sich im wesentlichen auf das Enzym Superoxiddismutase (SOD). Superoxiddismutase ist also in diesem Fall das Hauptantioxidans, dessen Funktion bei allen angenommenen und tatsächlich erwiesenen Immunschäden gefördert werden muß.

Dieses Enzym steht in einem synergistischen Verhältnis zu einem anderen, der Katalase; das heißt, die beiden Enzyme arbeiten zusammen und wirken gemeinsam besser. Bei rheumatischen Erkrankungen wie Arthrose, Gicht und Schleimbeutelentzündungen lassen sich im Körper besonders hohe Werte dieser Enzyme beobachten, der Bedarf ist offensichtlich sehr hoch. Da nun im Rahmen einer systemischen Candidiasis häufig als Begleiterscheinung rheumatische Beschwerden auftreten, ist die Zufuhr von Antioxidantien ein wesentlicher Bestandteil der Behandlung.

Ein anderer wichtiger Enzymkomplex ist die Glutathionperoxidase. Sie kann sich nur bei ausreichender Selenzufuhr bilden, deshalb ist auch das Mineral Selen zu den wesentlichen Antioxidantien zu zählen. Die wesentliche Funktion der Glutathionperoxidase ist es, zu verhindern, daß die Fette (Lipide) in der Zellmembran unter dem Einfluß freier Radikale zu Peroxiden (Lipidperoxiden) werden. Bei Herz-, Kreislauf-, Leber- und Hautkrankheiten, insbesondere Psoriasis und Hautkrebs, ist fast immer die Tätigkeit dieses Enzyms beeinträchtigt, es handelt sich also zumindest teilweise um Oxidationsschäden. Solche Schäden manifestieren sich aber auch in Form von Altersflecken oder frühzeitiger Faltenbildung und trokkener Haut.

Ein wesentlicher Stoff mit antioxidativer Wirkung ist auch die Aminosäure Methionin. Auch sie hilft, den Körper vor Umweltschäden zu schützen. Sie kommt zum Beispiel in Knoblauch und Zwiebeln vor.

Neben Vitaminen, Mineralstoffen und Aminosäuren, also den grundlegenden Bausteinen der Antioxidantien, kann man auch Enzyme oder

Enzymkomplexe dem Körper direkt zuführen. Diese Produkte werden in Tablettenform verabreicht, wobei eine Schutzschicht die Wirkstoffe vor Zerstörung durch die Magensäure schützen muß, so daß sie sich erst im Dünndarm auflösen und im Körper verteilen können.

Vitamine, Mineralien und Spurenelemente

Der Weg zur Gesundheit

In der immunologischen Forschung setzt sich immer mehr die Erkenntnis durch, daß Krankheit und Heilung weniger von den angeblich so »virulenten« Erregern abhängen als vielmehr vom Zustand des Terrains, das Bakterien, Viren, Pilze und andere Schadstoffe vorfinden. Ein geschwächter Organismus bietet allen möglichen Infektionen ein günstiges Ausbreitungsfeld, deshalb ist es mit der Ausschaltung einzelner Bakterien oder Viren bestimmt nicht getan. Weit wichtiger ist der Wiederaufbau der Immunfunktionen.

Der Akzent der klinischen Ökologie liegt auf den Fragen: Welche Bedingungen müssen erfüllt sein, damit ein Immunsystem einwandfrei funktionieren kann? Welche Stoffe müssen dem Organismus von außen zugeführt werden, damit er besser arbeiten kann?

Vieles auf diesem Gebiet ist noch nicht endgültig erforscht; das Immunsystem ist sehr komplex, und man kann sicher keine eindeutigen kausalen Beziehungen herstellen wie etwa nach dem Muster: Wenn Vitamin X zugeführt wird, dann funktioniert Enzym Y einwandfrei. Es hat sich jedoch in der klinischen Erfahrung gezeigt, daß eine ganze Reihe von Substanzen für den Körper unentbehrlich sind, so daß bestimmte körperliche Prozesse nicht oder nur mangelhaft ablaufen, wenn bestimmte Stoffe fehlen.

Aber werden nicht alle diese Substanzen bei gesunder Ernährung ausreichend durch die Nahrung zugeführt, könnte man einwenden. Leider nicht. Denn die Felder sind durch chemische Düngung ausgelaugt, Getreide und Gemüse enthalten längst nicht mehr alle für Mensch und Tier notwendigen Mineralstoffe und Vitamine. Außerdem sind wir alle durch Umweltgifte und Zivilisationsstreß stark belastet und brauchen deshalb mehr von bestimmten lebenswichtigen Substanzen. Wir meinen, daß es heutzutage sehr wichtig ist, über die Inhaltsstoffe der Nahrung und ihre Wirkungen im Körper informiert zu sein, um Erkrankungen aller Art, nicht nur der Candidiasis, wirksam vorzubeugen. Wir meinen, daß diese Informationen in dieses Buch gehören, weil die Candida eben nicht ein an sich gefährlicher Erreger ist, sondern sich opportunistisch unter günstigen Bedingungen, also in einem empfänglichen Terrain ausbreiten kann. Deshalb gehen wir in diesem Kapitel näher auf eine Reihe von Stoffen ein, die für die normale Funktion des Organismus unentbehrlich sind.

Die Vitamine

Vitamin A

Dieses Vitamin ist fettlöslich und wird in der Leber durch das Provitamin

A, das Betacarotin, gebildet. Wenn man Vitamin A in größeren Mengen einnimmt, können sich toxische Nebenwirkungen einstellen. Von der Einnahme von Betacarotin allerdings ist nichts derartiges bekannt, abgesehen davon, daß es bei hohen Dosen zu einer goldgelben bis orangeroten Verfärbung der Haut kommen kann.

Vitamin A wirkt vor allem an der Körperoberfläche und hält Haut und Schleimhäute in gesundem Zustand. Bei Mensch und Tier wirkt es Nachtblindheit entgegen und trägt wesentlich zur Bildung des Sehpurpurs im Augenhintergrund bei. Das Wachstum der Haare und die Regeneration der Haut sind teilweise von der Vitamin-A-Zufuhr abhängig. Wichtig ist auch die Versorgung mit Vitamin A während Schwangerschaft und Stillzeit. Die Mutter sollte ausreichend Vitamin A zu sich nehmen, und falls sie nach kurzer Zeit abstillt, auch der Säugling.

Vitamin A trägt zur Gesundheit der Geschlechtsorgane (Hoden und Eierstöcke) bei und ist auch ein wichtiger Faktor bei Funktion und Regeneration der Zellmembran in sämtlichen Körperbereichen. Es wirkt vorzeitigem Altern entgegen. Als Antioxidans trägt es zum Widerstand gegen Umweltverschmutzung bei, indem es die Blutkapillaren zu besserer Versorgung des Gewebes anregt.

Vitamin-A-Mangel erkennt man häufig an schlechtem Sehvermögen (besonders nachts), Augenentzündungen, Anfälligkeit für Schleimhautentzündungen (insbesondere im Nasen-Rachen-Raum) und an Zahn- und Gaumenerkrankungen. Weitere Indizien sind frühzeitige Entwicklung von Hautfalten und Altersflecken, bestimmte Hautkrankheiten wie Schuppenflechte oder Akne, schließlich glanzloses, trockenes und brüchiges Haar.

Vitamin A kommt natürlich vor allem in den gelben und grünen Gemüsearten vor, insbesondere in Mohrrüben, Salaten, Spinat, außerdem in Eiern und Butter. In höchster natürlicher Konzentration ist Vitamin A in Fischölen enthalten.

Der Vitamin-B-Komplex

Vitamin B1, Tiamin, ist auch als antineuritisches Vitamin bekannt, wirkt also Nervenentzündungen entgegen. Es hemmt Alterungsprozesse und ist wesentlich für den Eiweißstoffwechsel. Es schützt den Herzmuskel, stimuliert und schützt Nerven und Gehirnfunktionen, trägt zu Verdauung und Stoffwechsel bei und verhütet Verstopfung. Auch im Kreislauf entfaltet es seine Wirkung, indem es Ödemen und Wasserstauungen entgegenwirkt. Es schützt vor den Umweltgiften Blei und Cadmium.

Tiamin-Mangel macht sich besonders durch Muskelschwäche und allgemeine Unruhe bemerkbar. Auf der Stoffwechselebene wird dann zuwenig Magensäure produziert, die Verdauungsfunktionen verschlechtern sich, häufig tritt chronische Verstopfung auf. Das Nervensystem reagiert besonders empfindlich auf Vitamin-B1-Mangel. Es entwickeln sich Depressionen und Ermüdungserscheinungen, die oft durch Alkohol und erhöhte Einnahme raffinierter Kohlehydrate noch verstärkt werden.

Vitamin B1 findet sich vor allem in weißen Keimlingen, in Getreide, Vollkornbrot und anderen Vollkornprodukten, außerdem in Nüssen, Bohnen und Soja. Auch alle grünen Gemüse, rote Bete und Kartoffeln enthalten größere Mengen dieses Vitamins.

Vitamin B3, auch als Niacin oder Nikotinsäure bekannt, erweitert die Blutgefäße und ruft dadurch Hitzewallungen hervor. Man wendet es therapeutisch deshalb vorwiegend bei Durchblutungsstörungen und erhöhten Blutfettwerten (Hyperlipidämie) an. Das Vitamin ist besonders wichtig für den Eiweiß- und Kohlehydratstoffwechsel und trägt zur Normalisierung des Mineral- und Vitaminhaushalts bei. Orthomolekulare Mediziner wie Abraham Hoffer (Kanada) und Linus Pauling (USA) setzen Niacin häufig in hohen Dosen ein - bei Magen-/Darmerkrankungen, Schleimhautblutungen und Durchfällen (die Orthomolekularmedizin ist eine relativ neue Forschungsrichtung, die sich mit der Normalisierung des Mineral- und Vitaminhaushalts befaßt).

Typische Symptome für Niacinmangel sind Aphten an der Mundschleimhaut (Stomatitis aphtosa) und diverse nervöse Beschwerden wie Schlaflosigkeit, Kopfschmerzen und Vergeßlichkeit. In der natürlichen Nahrung findet sich Vitamin B3 vor allem in den verschiedenen Hefesorten. Doch Vorsicht: Gerade bei Hefepilzerkrankungen sollte man weder hefehaltige Lebensmittel noch Vitamin-B-Präparate auf Hefebasis einnehmen. Es gibt auch andere Möglichkeiten der pharmazeutischen Zubereitung. Und Niacin ist auch reichlich in anderen Nahrungsmitteln vorhanden: in Weizen, Reis und verschiedenen anderen Getreidesorten und Vollkornprodukten, außerdem in Nüssen (auch Erdnüssen) und Sonnenblumenkernen.

Vitamin B6, Pyridoxin, ist wichtig für die Nahrungsverwertung, insbesondere für den Eiweiß- und Fettstoffwechsel. Es trägt zur Regulierung des Zyklus der essentiellen Fettsäuren bei, spielt eine wesentliche Rolle bei der Antikörperbildung und der Wirkungsweise vieler Enzyme und ist zudem notwendiger Bestandteil der Nukleinsäuren DNS und RNS. Dieses Vitamin beeinflußt den Wasserhaushalt des Körpers entscheidend und wirkt auch der prämenstruellen Wasseransammlung entgegen. Außerdem reguliert es den Kalium- und Natriumhaushalt. Typische Symptome bei Pyridoxinmangel sind aufgesprungene Mundwinkel, aber auch verschiedene entzündliche Magen- und Darmerkrankungen.

In der natürlichen Nahrung kommt dieses Vitamin besonders reichlich in Bananen, Avocados, Getreide und in Keimlingen vor. Außerdem in der Sojabohne und in vielen Nüssen (besonders Walnüssen), aber auch in

Milch, Eigelb, Leber und in grünen und gelben Gemüsen (auch Blattgemüsen).

Biotin

Biotin ist ein Stoffwechselvitamin, das bei der Verwertung von Eiweiß und Fetten eine wichtige Rolle spielt. Es hat einen entscheidenden Einfluß auf das normale Haarwachstum. Bei Biotin-Mangel kommt es oft zu Schuppen und Kopfhautentzündungen sowie Ekzemen und Schuppenflechten. Beste Quelle im Bereich der natürlichen Nahrung ist wieder die Hefe, die natürlich bei chronischen Pilzerkrankungen nicht zu empfehlen ist. Aber auch Naturreis, Sojabohnen und Innereien wie Nieren und Leber enthalten Biotin in reichlichem Maße. Gerade bei einer Hefepilzerkrankung ist das Biotin ein wichtiger therapeutischer Faktor, der wesentlich zur Gesundung der gestörten Darmflora beitragen kann.

Folsäure

Die Folsäure entfaltet ihre Wirkung erst in Kombination mit Vitamin B 12. Sie ist ein essentieller Nährstoff, weil sie zur Bildung der roten Blutkörperchen notwendig ist. Sie ist für die Nukleinsäuresynthese von Bedeutung und wesentlich zur Gesunderhaltung der Schleimhäute. Zum Beispiel ist vielfach nachgewiesen, daß sich entzündliche Veränderungen (auch zweiten oder dritten Grades, also bis hin zu schweren degenerativen Veränderungen) am Muttermund nach Behandlung mit Folsäure normalisieren. Folsäure kommt vor allem in grünem Gemüse wie Brokkoli, grünem Spargel, grünen Bohnen, Spinat und grünem Salat vor.

Das Vitamin PABA

PABA (Para-Aminobenzoesäure) wirkt besonders in Kombination mit Folsäure und trägt zur Verlangsamung des Alterungsprozesses der Haut bei. Es handelt sich um ein wachstumsförderndes Vitamin, das wesentlich für die Gesundheit der Haut verantwortlich ist. Bei PABA-Mangel kommt es zu extremer Müdigkeit, Ekzembildung, frühzeitigem Ergrauen der Haare und Störungen im Genitalbereich. In natürlicher Form kommt PABA in Milch, Milchprodukten, Eiern, Vollkorn bzw. Vollkornbrot und Leber vor. Unter normalen Bedingungen (wenn der Darm nicht geschädigt ist) wird PABA ebenso wie Biotin von den Bakterien der Darmflora gebildet.

Pantothensäure

Die Pantothensäure ist auch als Vitamin B5 bekannt. Sie hat Einfluß auf alle Körperfunktionen. Insbesondere reguliert sie den Stoffwechsel und die Produktion der Nebennierenhormone, also auch der natürlichen Kortikoide. Pantothensäure ist für die normale Entwicklung und Funktion des

Nervensystems von großer Bedeutung. Auch schützt sie vor Infektionen und wirkt frühzeitigem Altern und der Bildung von Hautfalten entgegen. Ein Pantothensäuremangel äußert sich in chronischer Müdigkeit und verstärkter Infektionsanfälligkeit. Oft treten auch Muskelschwächen, Reizbarkeit, eine Neigung zur Hypoglykämie (niedrigem Blutzuckerspiegel) und Erschöpfung der Nebennieren auf. In natürlicher Form ist Pantothensäure in Gelée Royale (dem Futtersaft der Bienenkönigin), außerdem in allen Vollkornprodukten sowie Bohnen, Erdnüssen, grünen Gemüsen, Leber und Eigelb vorhanden.

Vitamin C

Dieses Vitamin ist auch unter der Bezeichnung Ascorbinsäure bekannt. Es ist ein essentieller Nährstoff, der vom Körper selbst nicht gebildet werden kann. Vitamin C spielt eine besondere Rolle bei allen Heilungsvorgängen. Es ist für die Funktion fast sämtlicher Organe unentbehrlich - für alle Drüsengewebe, für die Gesundheit von Zähnen, Haaren und Schleimhäuten. Außerdem ist Vitamin C wesentlich für die Erhaltung eines gesunden Zahnfleischs - starker Vitamin-C-Mangel äußert sich unter anderem durch Zahnfleischbluten und Zahnausfall (Skorbut). Ascorbinsäure ist ein ideales Antistreß-Vitamin. Es verstärkt die Ausscheidung sämtlicher Gifte, denen der Körper ausgesetzt ist. So stellt es einen wichtigen Schutz gegen Umweltbelastungen dar und wirkt der Ansammlung von Schwermetallen wie Blei und Kadmium entgegen. Vitamin C findet sich in Orangen und Zitronen, aber auch in Beeren, Äpfeln und vielen frischen Gemüsen.

Vitamin E

Dieses Vitamin hat eine stark oxidationshemmende Wirkung. Es ist fettlöslich und verhindert die Oxidation (das Ranzigwerden) von Fettstoffen. Es wirkt Thrombosen und Arterienverkalkung entgegen und schützt so vor Schlaganfällen und Herzattacken. Sehr reichlich kommt es in kaltgepreßten Ölen vor, besonders im Weizenkeimöl und im Sojaöl. Auch frische Keime und Nüsse enthalten viel Vitamin E.

Die Mineralstoffe

Bei den Mineralstoffen unterscheidet man im allgemeinen zwei große Gruppen: Einmal die sogenannten Makromineralien wie Kalzium, Phosphor und Magnesium, die im Körper in großen Mengen vorhanden sind. Zum anderen die Spurenelemente, die nur in geringen Mengen vorkommen, aber essentiell, also wesentlich für den menschlichen Organismus sind. Zu dieser zweiten Gruppe gehören zum Beispiel Zink, Kupfer und Selen.

Kalzium

Kalzium ist für alle Körperfunktionen unentbehrlich: Es dient zum Knochenbau und zum Zahnwachstum, ist wichtig für die Herztätigkeit und gewährleistet eine normale Muskelfunktion. Auch bei der Blutgerinnung spielt es eine wichtige Rolle, ebenso bei bestimmten Enzymfunktionen des Körpers. Kalzium bildet ein Bindeglied zwischen Natrium, Kalium und Magnesium. Nur bei genügender Zufuhr der Vitamine A, C und D wird Kalzium vom Körper richtig verarbeitet. Bei Kalziummangel kommt es zu Knochenerweichungen und Osteoporose. Auch Muskelkrämpfe, Spasmen und Herzrhythmusstörungen (in der »Systole«, der Anspannungsphase des Herzens) können durchaus mit Kalziummangel zusammenhängen. Die besten natürlichen Kalziumquellen sind Milch und Käse, aber auch grüne Gemüse, Mandeln und Bohnen.

Magnesium

Magnesium ist ein wichtiger Katalysator für viele Enzymreaktionen – insbesondere für jene, die mit dem Energiehaushalt des Körpers in Zusammenhang stehen. Magnesium wirkt in enger Verbindung mit den B-Vitaminen, Vitamin E, den essentiellen Fettsäuren, Kalzium und anderen Mineralstoffen. Besonders wichtig ist es für die normale Muskelfunktion, für den Knochenaufbau und bei der Herstellung verschiedener Eiweißsubstanzen. Für eine normale Herztätigkeit ist es unentbehrlich. Außerdem wirkt Magnesium als natürliches Beruhigungsmittel und verhindert den Cholesterinaufbau, wodurch es der Arterienverkalkung entgegenwirkt. Bei Magnesiummangel verliert der Körper Kalzium und Phosphor. Schwerer Magnesiummangel führt zu Nierenschäden, Muskelkrämpfen, Arterienverkalkung und möglichen Herzattacken. Magnesium kommt vor allem in Nüssen, Sojabohnen, Roggen, grünem Gemüse, Früchten und Keimen, Vollkorn und Vollkornbrot, Mandeln und Naturreis vor.

Kupfer

Kupfer spielt eine wichtige Rolle bei der Sauerstoffaufnahme durch die Atmung, insbesondere bei der Bildung des sogenannten »Atmungsferments«. Kupfer wird nur dann vom Körper aufgenommen, wenn genügend Eisen vorhanden ist. Kupfer ist wesentlich für Knochenbau, Nerven- und Bindestützgewebe. Kupfermangel kann zu Herzschäden führen. Im allgemeinen findet man Kupfer in Nahrungsmitteln, die viel Eisen enthalten, so in Mandeln, Bohnen, grünen Gemüsen, Vollkornprodukten und Leber.

Zink

Das Spurenelement Zink ist lebensnotwendig für den Aufbau der Nukleinsäuren und spielt eine wichtige Rolle beim Eiweißstoffwechsel und -aufbau. Zink ist ein Kofaktor bei vielen enzymatischen Prozessen im Körperaufbau und wirkt indirekt über die Wechselbeziehung mit Kupfer auf ein »Atmungsferment«, ist also wichtig für die Sauerstoffaufnahme des Organismus. Zink ist wesentlich für die Heilung der Haut- und Schleimhautoberfläche. Bei Zinkmangel verschlechtern sich Geschmacks- und Geruchssinn, außerdem treten weiße Flecken an Finger- und Zehennägeln auf, so daß ein Zinkmangel leicht zu erkennen ist. Zink kommt vor allem in Keimen und Rüben, Milch, Milchprodukten und Eiern vor. Besonders viel Zink enthalten Austern, Heringe und andere Meeresfrüchte. Zink ist, wie erwähnt, ein Gegenspieler zu Kupfer. Wenn man zum Beispiel aufgrund kupferhaltiger Wasserrohre zuviel Kupfer zu sich nimmt, kann der Zinkspiegel sinken, so daß das Immunsystem gestört wird.

Chrom
Chrom ist essentieller Bestandteil mancher Enzyme und wesentlich für die Hormonbildung. So kann ohne Chrom die Bauchspeicheldrüse kein Insulin produzieren. Insulin ist bekanntlich für die Aufrechterhaltung eines gesunden Blutzuckerspiegels zuständig. Deshalb ist Chrom von großer Bedeutung für den Kohlehydratstoffwechsel und trägt auch zur Normalisierung des Cholesterinspiegels bei. In einer bestimmten biologisch aktiven Form ist Chrom auch als Glukose-Toleranzfaktor bekannt. Schwerwiegende Mangelerscheinungen können durchaus zur Zuckerkrankheit führen. Da im Zusammenhang mit Allergien häufig Hypoglykämie (»Unterzucker«) auftritt, ist Chrom für die immunologische Behandlung wesentlich. Chrom kommt natürlich in Vollkorn, Leber und Rohzucker vor.

Lithium
Lithium scheint für bestimmte Nerven- und Gehirnfunktionen wichtig zu sein. So hat man zum Beispiel in Regionen mit lithiumarmen Böden eine überdurchschnittliche Zahl manisch-depressiver Krankheitsfälle gefunden. Lithium wurde erfolgreich zur Linderung dieser Geisteskrankheit eingesetzt. Lithium ist auch ein wichtiges Antioxidans. Es ist in manchen Quellen und folglich in lithiumhaltigen Mineralwässern enthalten.

Selen
Selen ist ein notwendiges Element und hochwirksames Antioxidans. In Kombination mit Vitamin E scheint es besonders gut zu wirken. Außerdem spielt es eine wichtige Rolle bei der Tätigkeit des Enzyms Glutathionperoxidase. Selen scheint krebsvorbeugend zu wirken. Besonders reichlich kommt Selen in Meerwasser und Meeresfrüchten, aber auch in Milch, Milchprodukten, Eiern und verschiedenen Getreidesorten vor.

Wer regelmäßig Vitamine und Mineralstoffe einnimmt, lebt gesünder

In vielen Fällen ist die Menge an lebenswichtigen Nährstoffen, die wir mit der Nahrung zu uns nehmen, offenbar nicht ausreichend. Das läßt sich aus der neuen Studie von Dr. Cheraskin und Ringsdorff von der Universität Alabama schließen. Die beiden Mediziner beobachteten fünfzehn Jahre lang des Eßverhalten von vielen tausend Amerikanern. Ergebnis: Diejenigen, die regelmäßig Vitamin- und Mineralstoffpräparate einnahmen, waren seltener krank und blieben eher von schweren Leiden verschont. Dr. Cheraskin und Dr. Ringsdorff fordern deshalb, die bisherigen behördlich empfohlenen Werte nach oben zu korrigieren, im Interesse einer wirklich optimalen täglichen Nährstoffzufuhr. Sie nennen die neuen Werte »SONA« (Suggested Optimal Nutritional Allowance). Als erster Hersteller der Welt hat die kanadische Firma Phoenix Nutrition vor kurzem ein hefefreies Multivitamin/Mineral-Präparat (»The Source«) auf den Markt gebracht, das diese Werte berücksichtigt.

Das Säure-Basen-Gleichgewicht

Der amerikanische Ernährungswissenschaftler Airola meint, bei der Nahrungsaufnahme sollten basische und saure Nahrungsmittel in einem ganz bestimmten Verhältnis stehen. Nach seiner Ansicht sollte man viermal so viele alkalische Lebensmittel zu sich nehmen wie saure, also im Verhältnis 4 : 1 oder 80% zu 20%. Dabei kommt es nicht darauf an, wie sauer oder nichtsauer ein Lebensmittel schmeckt, wesentlich ist die Wirkung auf den Körper: Trägt es im Organismus eher zur Bildung von Säuren oder zur Bildung von Basen bei? Alkalische Nahrungsmittel sind insbesondere Sojabohnen und andere Bohnen, Aprikosen, Spinat, gelbe Rüben, rote Bete, wie überhaupt alle Gemüse, Salate und Früchte - selbst Orangen und Zitronen, die doch als Inbegriff von sauren Früchten gelten, wirken basisch. Im Gegensatz dazu wirken Fisch, Fleisch, Wurst, Innereien, auch Eier - also eiweißreiche Substanzen - im Körper säurebildend. Auch die meisten Käsesorten, Vollkornbrot und viele Keime wirken säuernd. Einige Nahrungsmittel sind neutral, weder sauer noch basisch: Milch, Butter und Pflanzenöle. Wenn man den Speiseplan tatsächlich im Verhältnis 4 : 1 nach diesen Vorgaben gestaltet, kann sich dies sehr positiv auf die Gesundheit auswirken.

Geschichten aus der Praxis

Es folgen hier einige typische Fallbeispiele aus der Praxis von Dr. Harold H. Markus. Fälle, wie sie tagtäglich in der Praxis vorkommen.

1. Fallbeispiel

Eine 29jährige Frau steht beruflich unter sehr großem Streß. Sie ernährt sich überwiegend vom Schnellimbiß, Pommes frites, Pizza, Cola, Bier, Wein und so weiter. Sie berichtet, der Hausarzt habe ihr im Alter von siebzehn Jahren anderthalb Jahre lang Tetracycline (bestimmte Breitbandantibiotika) gegen eine schwere Jugendakne im Gesicht verschrieben. Wenige Jahre später traten Muskel- und Gelenkschmerzen auf, gegen die ihr gelegentlich Cortisonderivate verordnet wurden. Auch litt sie unter schuppenflechtenähnlichen Hautausschlägen, die sich unter Streß besonders verschlimmerten. Vom 19. bis zum 25. Lebensjahr nahm sie die Antibabypille. Darauf folgten in kurzem Abstand zwei Schwangerschaften; sie gebar zwei gesunde Kinder. Seit etwa zwei Jahren klagt sie über zunehmend starkes Jucken im Bereich der Schamlippen und über Ausfluß aus der Scheide.

Dank der Betreuung ihres Gynäkologen gingen zwar die Beschwerden im Genitalbereich zurück, doch litt die Frau weiterhin abwechselnd unter Verstopfung und Durchfall. Auch Blähungen und Darmkrämpfe waren keine Seltenheit. In der letzten Zeit war auch die Monatsblutung gestört – häufig trat während der Periode nur eine geringfügige Schmierblutung auf –, hinzu kamen Unterleibskrämpfe und Blasenentzündungen. Sie verlor jegliches Interesse am Geschlechtsverkehr. Rückblickend sagte sie, sie fühle sich eigentlich schon länger krank, ohne genau zu wissen, was ihr fehle.

Die diversen Arztbesuche blieben ohne wesentliches Ergebnis, mit Ausnahme der Behandlung beim Frauenarzt, der allerdings eine Hormontherapie vorschlug, um den Zyklus während der Regel zu beeinflussen. Die Laborwerte bei den üblichen Standarduntersuchungen waren völlig normal, so daß sich der Hausarzt die Symptome nicht erklären konnte. Er vermutete, daß sie beruflich unter zu großem Streß stehe.

Als die Frau zu mir in Behandlung kam, ergaben spezielle Laboruntersuchungen chronische Herpes- und EBV-Infektionen, was sich mit den von der Patientin mitgeteilten Informationen über ihre Vorgeschichte durchaus deckte. Auch ließen sich erhöhte Werte bei den Anti-Candida- und den antiovariellen Antikörpern nachweisen. Da die Frau beruflich viel mit dem Auto unterwegs war, wurde eine Untersuchung auf erhöhte Bleiwerte durchgeführt. Diese ergab eine starke Bleibelastung, die nach fünfzehn

Infusionen mit EDTA, Vitamin C und Vitamin-B-Komplex behoben werden konnte. Die Allergien konnten isoliert und neutralisiert werden, die Patientin sprach gut auf die Antigentherapie (also die Quaddeltherapie) an. Außerdem behandelten wir sie mit Nystatin (oral eingenommen). Gleichzeitig hielt sie streng und diszipliniert lange Zeit eine Diät ein.

Nach sechs Monaten war ihr Zustand als normal zu bezeichnen. Alle oben beschriebenen Beschwerden waren verschwunden. Der Zyklus normalisierte sich bereits nach drei Monaten, deshalb wurde hier keine spezielle Therapie eingeleitet. Ein Jahr später klagte die Patientin noch über Druckempfindlichkeit im rechten Unterleib, die möglicherweise mit einer im frühen Kindesalter durchgeführten Blinddarmoperation zusammenhängen konnte. Procainspritzen im Narbenbereich brachten keine Linderung der Beschwerden, deshalb vermuteten wir ein Störfeld im Bereich des rechten Eierstocks und Eileiters. Durch eine einmalige Behandlung dieser Region mit einer gezielten Neuralmesotherapie wurden die Beschwerden dauerhaft behoben.

An diesem Fall läßt sich deutlich ablesen, die wichtig eine kombinierte Candida-Behandlung ist. Wichtigstes Element der Behandlung war sicher die Nahrungsumstellung. Wenn die überwiegend aus Zucker und Kohlehydraten bestehende Kost abgesetzt wird, gibt es kaum eine Grundlage für eine weitere Ausbreitung oder Ansiedlung der Candida. Durch diese Maßnahme und gleichzeitige Verabreichung von Nystatin gelang es, die Hefepilze unter Kontrolle zu bekommen.

An diesem Fall wird auch deutlich, daß Bleibelastung durch Autoabgase und die Infektion mit Herpes und EBV zu einer Immunschwäche beitragen können. Unter normalen Bedingungen läßt das funktionstüchtige Immunsystem eine Reaktivierung dieser schlummernden Viren nicht zu. Kommen aber unzulängliche Kost mit wenig Vitaminen, Mineralien und Ballaststoffen und eine sich über die Jahre immer mehr ausbreitende Candidiasis hinzu, dann ist die Gesamtbelastung für das Immunsystem zu hoch – es wird überwältigt.

Im folgenden möchten wir einige Beobachtungen von Dr. Edwin Winger vom Immundiagnostiklabor Oakland in Kalifornien zum Thema Anti-Candida- und antiovarielle Antikörper wiedergeben. Winger schreibt: »Dr. Truss hat das durch den Hefepilz Candida albicans verursachte Syndrom der Candidiasis beschrieben. Truss beobachtete bestimmte Faktoren, die bei seinen Patienten gemeinsam auftraten, schwer definierbare Symptome, die jedoch zu erheblichen subjektiven Krankheitsgefühlen führten. Truss entwickelte dann die Hypothese, daß eine auf den Schleimhautoberflächen verbreitete Candida-Ansiedlung für diese Krankheitszustände verantwortlich sein könnte. Die medizinische Literatur bewies, daß die Antikörperbildung in direktem Verhältnis zur Höhe der Candida-Besiedelung steht.

Bisher waren die serologischen Tests allerdings nicht empfindlich genug, um diese Diagnose (durch einen direkten Nachweis des Candida-Befalls, Anm. d. Autoren) zu bestätigen. Nur in sehr schweren Fällen konnte dieser Zusammenhang positiv bestätigt werden. Mit Hilfe neuer technischer Apparatur aber wurde es möglich, die Menge der Antikörper im Patienten genauer zu bestimmen, so daß der Behandlungsfortschritt bewertet werden konnte. Gleichzeitig bestehen insbesondere bei ausgeprägtem prämenstruellem Syndrom Überkreuzreaktionen mit Antikörpern gegen die Eierstöcke. Diese können mit den Anti-Candida-Antikörpern reagieren.« Diese Überkreuzreaktionen sind allerdings bisher noch nicht näher geklärt und verstanden.

Wie sehr das Immunsystem in Mitleidenschaft gezogen werden kann, zeigen neuere amerikanische Studien, bei denen Antikörper gefunden wurden, die sowohl gegen die Candida als auch gegen die Eierstöcke als auch gegen die T-Helferzellen reagierten. Es spricht sehr viel dafür, daß die Ausbreitung der Pilzansiedlung zur Bildung von Autoantikörpern des gesamten neuroendokrinen Systems führen kann, wodurch selbstverständlich die Immunfunktion beeinträchtigt wird. Auch konnte gezeigt werden, daß Patientinnen mit starkem prämenstruellem Syndrom mit großer Häufigkeit Antikörper gegen die Candida albicans aufweisen.

2. Fallbeispiel

Eine 35jährige Frau war schon mehrfach an Nierenbeckenentzündung erkrankt. Außerdem litt sie öfter unter Blasenentzündung und Scheidenausfluß, der mit starkem Juckreiz verbunden war. Lange Zeit befand sie sich wegen dieser Beschwerden in urologischer Behandlung. Die entzündliche Verdickung der (anatomiebedingt kurzen weiblichen) Harnröhre wurde mit Dehnungen behandelt, mit Blasenspülungen hoffte man den Harndrang zu vermindern. Seit dem zwanzigsten Lebensjahr bekam sie gegen die häufigen Blasen- und Nierenbeckenentzündungen immer wieder Antibiotika in hohen Dosen. Dadurch wurde zwar der entzündliche Prozeß zum Abklingen gebracht, die Pilzsymptome aber verschlimmerten sich.

Bei der Vorsorgeuntersuchung entdeckte der Frauenarzt eine kleine gutartige Geschwulst (Myom) an der Vorderwand der Gebärmutter. Darauf brachte er die Blasensymptome mit dem Tumor in Verbindung und schlug eine Gebärmutterentfernung (Hysterektomie) vor. Die Operation wurde vorgenommen, da sich die Patientin davon eine Erleichterung ihres Leidens versprach. Sie hatte zwischen dem 26. und 32. Lebensjahr bereits drei gesunde Kinder zur Welt gebracht (wobei sich die Symptome nach jeder Geburt verschlimmert hatten). Aber nach der Operation gingen die Symptome nicht zurück, weiterhin klagte die Frau über häufige Blasenentzündungen, der Scheidenausfluß wurde stärker, das Jucken war kaum zu ertragen. Auch litt sie jetzt unter Müdigkeit und Kopfschmerzen und war zunehmend reizbar.

Wir behandelten diese Frau zunächst mit der Basistherapie gegen Candidiasis (Nystatin, Darmsanierung und Ernährungsumstellung). Die Reizung von Blase und Nierenbecken ließ sich gut durch eine Neuraltherapie nach Hunecke (in Quaddelform) behandeln, die Störfelder waren bald behoben. Die Basistherapie führte schon schnell zu positiven Veränderungen. Aufgrund des schlechten Allgemeinzustands der Patientin boten wir zusätzlich eine Infusionstherapie mit hochdosiertem Vitamin C, Mineralien und B-Komplexen an. Dahinter stand der Gedanke, daß sich im langjährigen Verlauf der Krankheit wahrscheinlich Absorptionsprobleme entwickelt hatten, die zum Krankheitsbild beitrugen. Tatsächlich reagierte die Patientin auf eine ganze Reihe von Nahrungsmitteln allergisch - ein deutlicher Hinweis auf Absorptionsprobleme. Die Allergien wurden erfolgreich neutralisiert, und durch die Infusionstherapie besserte sich das Befinden der Frau schlagartig. Sie sagte von sich selbst, sie sei endlich - zum ersten Mal seit fünfzehn Jahren - wieder ein fröhlicher Mensch. Innerhalb kürzester Zeit ließen auch die anderen Symptome nach - die Frequenz der Blasenentleerung ließ nach, der Harndrang und der Scheidenausfluß gingen zurück. Zur Darmsanierung verabreichten wir größere Mengen von Lactobacillus, um das gestörte Gleichgewicht zwischen Hefepilzen und Bakterien im Darm wiederherzustellen.

Eine Bemerkung zur Behandlung von Blasen- und Nierenbeckenentzündung: Statt Breitspektrumantibiotika lassen sich hier oft erfolgreich Sulfonamide oder Penicillin als Antibiotika einsetzen. Vorausgesetzt, die Medikamente wirken gegen die Erreger, was sich durch einen Empfindlichkeitstest an Urinkulturen leicht nachweisen läßt. Eine gezielte Behandlung erreicht also das gleiche Ziel, ohne daß das Candida-Wachstum übermäßig gefördert würde.

3. Fallbeispiel

Eine damals 32jährige Skilehrerin mit gutem Allgemeinzustand (bis auf eine Milzruptur, die sie sich vor einigen Jahren bei einem Unfall zugezogen hat) klagt über schwere Krämpfe bei der Periode, die sie manchmal für ein bis zwei Tage ans Bett fesseln. Hinzu kommen Blasenentzündungen, Scheidenausfluß mit starkem Juckreiz sowie eine unregelmäßige und schmerzhafte Mensis. Alle diese Symptome sind schon während der letzten zehn Jahre hin und wieder aufgetreten.

Wegen der unklaren Symptome und der zum Teil starken und häufig einseitig auf der linken Seite auftretenden Schmerzen wird drei Jahre später eine Probelaparotomie durchgeführt, also eine Bauchoperation, um festzustellen, ob die Schmerzen von einer Narbenbildung nach dem Unfall und der daraufhin erfolgten Milzoperation herrührten. Bei dieser Operation wird eine auf der linken Seite in verstärktem Maße auftretende Endometriose diagnostiziert, die mit Verwachsungen infolge der Milzoperation zusammenhängt. Eine Endometriose ist eine Versprengung von Schleimhautresten aus dem Inneren der Gebärmutter in andere Teile des Unterleibs und der Bauchhöhle, wobei diese versprengten Schleimhautreste denselben Zyklus durchmachen wie die normale Gewebemembran im Innern der Gebärmutter - also zyklisch auf- und abgebaut werden. Trotz Hormonbehandlung verändern sich die Symptome während der nächsten zwei Jahre nicht. Die seit sechs Jahren bestehende Ehe ist kinderlos, die Patientin war noch nie schwanger. Auf ärztlichen Rat läßt sie sich schließlich, nun im Alter von 37 Jahren, die Gebärmutter samt Anhangsgebilden (Eierstöcken) entfernen.

Nach der Operation leidet sie unter starken Hitzewallungen, die mit Östrogenen behandelt werden. Während dieser Behandlung klagt sie zunehmend über Kopfschmerzen, bis sie schließlich einen Neurologen hinzuzieht. Seine Untersuchung und die Röntgenbefunde ergeben keine abnormen Veränderungen.

Die Patientin hatte fast fünfzehn Jahre hindurch die Antibabypille genommen. Es sei daran erinnert, daß es zwei Arten von Antibabypillen gibt: die eine, eine Kombination von Östrogen und Progesteron, ahmt beide Hälften des weiblichen Geschlechtszyklus nach, die andere, die sogenannte Minipille, enthält nur Progesteron. Beide Pillen sind artverwandt mit Cortisonpräparaten (aufgrund der chemischen Zusammensetzung: beide sind Steroide) und begünstigen das Candida-Wachstum.

Auch diese Patientin wurde erfolgreich mit Nystatin, Anti-Candida-Diät, Vitaminen und Mineralien behandelt. Eine Therapie mit ionisiertem Sauerstoff trug weiter zur Verbesserung des Allgemeinzustands bei, so daß sie sich bald wieder als »normalen Menschen« betrachten konnte.

Ich habe Patienten gesehen, die über die Jahre von sieben und mehr Ärzten behandelt worden sind, bevor die richtige Diagnose (Candidiasis) gestellt wurde und eine kurative (ursächlich heilende) Therapie beginnen konnte. Wenn man nicht an den Pilz denkt, findet man ihn auch nicht: das ist das Heimtückische an der großen Betrügerin Candida.

4. Fallbeispiel

Eine 34jährige Frau berichtet, sie habe schon als Kleinkind an Milchschorf gelitten, außerdem »schon immer« unter Heuschnupfen, an den sie sich schon »gewöhnt« habe und der auf Medikamente kaum anspreche. Nebenhöhlenentzündungen und Ekzeme sind die Krankheiten, die sie am schlimmsten plagen. Seit Jahren habe sie gegen die Nebenhöhlenentzündungen Antibiotika genommen, außerdem Cortisonderivate gegen die Ekzeme. Zwischen dem 16. und dem 19. Lebensjahr sei sie wegen Jugendakne über lange Zeiträume mit niedrig dosierten Antibiotika behandelt worden. Seit dem zwanzigsten Lebensjahr klagt sie über Kopfschmerzen, besonders in den Tagen vor der Periode und während der ersten zwei bis drei Tage der Monatsblutung, außerdem über Ausfluß und Juckreiz. Computertomographie, Kernspintomographie und EEG liefern Ergebnisse im Normalbereich. Der Neurologe empfiehlt ihr autogenes Training zum Abbau von Streß. Gegen Ende des zwanzigsten Lebensjahrs kommt es öfter zu plötzlichen erheblichen Flüssigkeitsansammlungen, die sie innerhalb von kurzer Zeit drei bis vier Kilo zunehmen lassen. Der praktische Arzt behandelt mit Entwässerungsmedikamenten. Allerdings machen sich die Wasseransammlungen dann besonders stark bemerkbar, wenn sie Hefegebäck oder Käse ißt. Während der nächsten zehn Jahre klagt sie oft über Energiemangel und nimmt fast zehn Kilo zu. Sie verspürt einen starken Drang nach gesalzenen und scharf gewürzten Speisen wie sauren Gurken, Kartoffelchips, Salzstangen, Gewürzkuchen und so weiter. Nach solchen Mahlzeiten fühlt sie sich für kurze Zeit sehr wohl, im allgemeinen aber ständig lustlos und deprimiert.

Sie sagt, sie habe in der ganzen Zeit eigentlich kaum einmal wirklich mit jemand darüber geredet, wie schlecht und krank sie sich fühle, da sie dachte, es gehöre dazu, wenn man über dreißig sei, und müsse in Kauf genommen werden. Die Nebenhöhlenentzündungen und Hautausschläge traten immer häufiger auf, und sie gelangte schließlich an einen klinischen Ökologen, also einen Umweltmediziner. Dieser überwies sie an mich, da sie in meiner Nähe zu Hause ist. Wir testeten nach den Prinzipien der klinischen Ökologie: Nahrungsmittel und Inhalate, Pilze, luftgetragene Pollen, Pilzsporen, Milben und Hausstaub. In allen Fällen lagen die Reaktionswerte extrem hoch.

Schon zu Beginn der Behandlung wurde eine Ernährungsumstellung eingeleitet, raffinierte Kohlenhydrate, Käse, Milchprodukte und Vergorenes wie Essig, Wein und Bier wurden völlig abgesetzt. Neben der Allergiebehandlung nahm sie in vier Monaten sechs Kilo ab. Endlich hatte sie wieder Freude daran, sich mit Kollegen und Bekannten zu treffen. Sie fühlte sich weniger lustlos als zuvor. Die Periode allerdings war noch gestört, und der Ausfluß verursachte noch immer starken Juckreiz. Die Vorsorgeuntersuchung ergab einen entzündlichen Prozeß der Klasse 2 am Muttermund, wobei die Zellveränderungen teilweise auch in Klasse 3 übergingen. Die Entzündung sprach sehr gut auf eine lokale Folsäurebehandlung an und heilte nach kurzer Zeit ab. Dann setzte die Patientin Obst über vier Monate ab und nahm oral Nystatin. Die Anti-Candida-Diät mußte in diesem Fall sehr strikt eingehalten werden. Nach neun Monaten aber waren alle Unterleibsbeschwerden behoben, und die Patientin konnte bereits wieder Früchte in kleineren Mengen vertragen.

5. Fallbeispiel
Ein 32jähriger Mann klagt seit längerer Zeit über Überempfindlichkeit gegen die verschiedensten Chemikalien. Vor einigen Jahren kam er mit großen Mengen des Pflanzenschutzmittels Lindan in Kontakt. Mit der Zeit hat sich eine große Zahl von Nahrungsmittelallergien entwickelt, der junge Mann wagt kaum noch, etwas zu essen, nach dem Verzehr von Milch und Milchprodukten kommt es zu Blutungen im Enddarmbereich. Immer wieder leidet er unter verstopfter Nase und Nebenhöhlenkatarrh. Er macht eine schwere Prostatitis durch. Bei der ärztlichen Untersuchung wird zwar keine Gonokokkeninfektion gefunden, trotzdem wird »chronische Gonorrhöe« diagnostiziert und mit massiven Antibiotika behandelt (ohne jeden Erfolg). Hinzu kommen Schmerzen in Nacken und im Hinterkopf.

Da er viel mit dem Motorrad fährt, nehmen wir eine Bleiausscheidung vor. Ergebnis negativ. Bei den körperlichen Untersuchungen werden leichte Risse im Enddarmbereich festgestellt, außerdem ist die Vorsteherdrüse druckempfindlich und leicht vergrößert. Die Nasenschleimhäute sind chronisch geschwollen. Die direkte Candida-Testung erweist sich als außerordentlich schwierig, da die Reaktion auf Candida-Antigene bei diesem Patienten verspätet, also erst 24 bis 48 Stunden nach der Quaddelsetzung auftritt. Schließlich aber gelingt es uns, den Neutralisierungspunkt zu finden und die Candida ebenso wie etliche Nahrungsmittelallergien und Allergien auf andere Pilze zu neutralisieren.

Nach der Neutralisierung auf Milch und Milchprodukte konnte der Patient wieder Kuhmilch in geringen Mengen vertragen. Im Zentrum der Behandlung stand eine Diät in Kombination mit Nystatintherapie. Zusätzlich wird er mit ionisiertem Sauerstoff behandelt. Nachdem die Resultate der Allergiebehandlung langfristig nicht völlig zufriedenstellend waren, behandelten wir mit einer Neuraltherapie nach Hunecke direkt die chronische Prostataentzündung. Seitdem ist der Patient beschwerdefrei.

Dieser Fall ist insofern interessant, als es dem Patienten von vornherein klar war, daß der Schneeballeffekt seiner sich immer mehr verstärkenden Beschwerden durch die Schädigung mit Lindan ausgelöst wurde. In kürzester Zeit wurde er immer kränker und wies immer mehr Symptome auf. Die schrittweise verlaufende Entwicklung des Leidens läßt sich über vier bis fünf Jahre zurückverfolgen. Normalerweise schreitet die Candidiasis langsamer fort (besonders bei Frauen), und der Ausgangspunkt der Beschwerden ist weniger offensichtlich.

6. Fallbeispiel

Ein 27jähriger junger Mann leidet an stark juckendem Pilzbefall am Penis. Bei seiner Partnerin ist der Abstrich des Scheidensekrets candidapositiv, sie ist aber nicht an Candidiasis erkrankt. Wir empfehlen ihm die Standardtherapie, also eine Behandlung des Magen-Darm-Trakts mit Nystatin, Ernährungsumstellung, Neutralisierung der verschiedenen Antigene und lokale Behandlung mit antimykotischen Salben am Penis. Auch der Partnerin raten wir zur Candidiasisbehandlung - trotz Symptomlosigkeit. Dabei stellt sich heraus, daß sie auf verschiedene Quaddeltests, insbesondere auf luftgetragene Allergene und Schimmelpilze, besonders stark reagiert. Wir setzen die Behandlung bei beiden über etwa vier Monate fort. Bei dem Mann heilt dabei der Penis völlig aus. Beide Partner halten sich weiterhin an bestimmte Diätvorschriften, indem sie Vergorenes (insbesondere Essig) und raffinierte Kohlenhydrate meiden.

Chronische Bleivergiftung, Immundepression und Krebs

Wir haben im Rahmen dieses Buches des öfteren von der Belastung durch Umweltgifte gesprochen. Blei ist ein starkes und sehr verbreitetes Gift, das die Funktion des Immunsystems deutlich beeinträchtigt. Im Rahmen der Candida-Behandlung spielt der Abbau der Bleibelastung eine wesentliche Rolle, weil dadurch die Gesamtbelastung des Organismus herabgesetzt wird. Im folgenden Kapitel gehen wir kurz auf neuere eigene Untersuchungsergebnisse (von Dr. Harold H. Markus) ein, die darauf hindeuten, daß Bleivergiftung ganz wesentlich zur Bildung von Krebs, aber auch von Herz- und Kreislauferkrankungen beitragen kann.

In einer fortlaufenden Studie, die in New York begann und jetzt hier weitergeführt wird, untersuchten wir immungeschädigte Patienten, die unter anderem auch hohe Bleiwerte aufwiesen. Aus einer größeren Patientengruppe, bei der Verdacht auf hohe Bleibelastung bestand, wurden 17 Prozent der Personen (insgesamt 15 Personen) näher untersucht. Diese Patienten litten hauptsächlich unter Kopfschmerzen, Erschöpfung, Schlafstörungen, Angstzuständen und Magen-Darm-Beschwerden verschiedenster Art (Krämpfe, Übelkeit), aber auch unter Muskel- und Rückenschmerzen in der Kreuzgegend.

Bei besagten 15 Patienten diagnostizierten wir Krebs und Autoaggressionskrankheiten (also Fälle, in denen sich die Immunantwort gegen Bestandteile des eigenen Organismus richtet). Die übrigen Patienten litten vor allem an multiplen Allergien, die in den meisten Fällen mit Umweltschäden in Zusammenhang standen.

Die krebsbefallenen Patienten aus der ersten Untergruppe, die speziell auf Bleibelastung untersucht wurde, wiesen in 87 Prozent der Fälle einen sehr hohen Bleispiegel auf. Ein Zusammenhang zwischen Krebs und hohen Bleiwerten ist schon seit längerem durch die Arbeiten von Dr. W. Blumer aus der Schweiz bekannt. Die Bleitests erfolgten durch eine Belastungsstudie mit Äthylendiamintetraessigsäure (EDTA), wobei über 24 Stunden der Urin gesammelt und auf Blei untersucht wurde. Blei sammelt sich im allgemeinen vor allem in den langen Röhrenknochen und kann nur durch EDTA-Infusionen (Chelattherapie) zur Ausschwemmung gebracht werden, ein Vorgehen, das übrigens auch ganz wesentlich zur Prävention beiträgt.

Auch die Immunreaktionen dieser Patientengruppe wurden untersucht. Dabei stellte sich heraus, daß bestimmte Zellen des Immunsystems, die grundlegend zum Abwehrmechanismus beitragen, in der Reaktion geschwächt oder geschädigt waren. Sowohl B-Zellen als auch T-Zellen waren geschädigt. Bei allen Patienten mit hohem Bleispiegel lag eine Immundysfunktion unterschiedlicher Schwere vor. Ein sehr hoher Prozentsatz dieser Patienten litt an einer Reihe von Allergien, insbesondere gegen Staub, Hefe und Schimmelpilze. Allerdings wurden die allergischen Reaktionen auch durch Blei ausgelöst. Bei der auf Blei untersuchten Gruppe fiel auf, daß gerade die immungebundenen weißen Blutkörperchen (also die Lymphozyten) oft vermindert waren und im Bereich unter 4000 pro Milliliter lagen. In vielen Fällen war außerdem die Zahl der Suppressorzellen erhöht, was wiederum auf ein gestreßtes Immunsystem hindeutete.

Die Bleibelastung ist überwiegend auf die langfristige Aufnahme organischer Bleiverbindungen zurückzuführen, die immer noch in Form von Tetraäthylsalzen als Antiklopfmittel dem verbleiten Benzin zugesetzt werden. Bei unvollständiger Verbrennung gelangen sie durch die Auspuffgase in die Umwelt, wo sie vom Menschen eingeatmet werden. Interessanterweise standen neben den erwähnten Symptomen der bleibelasteten Patienten (Kopfschmerzen, Müdigkeit, Magen-Darm-Beschwerden und Muskelschmerzen) auch neurologische Befunde, die sich allerdings anfänglich nur bei genauester Untersuchung nachweisen ließen. So fanden wir zum Beispiel ungleiche Reflexe (auf die Kniestimulation mit dem Gummihammer), Sensibilitätsstörungen (also gestörte Tastempfindungen) und motorische Anomalien in Form von leichten Gehbehinderungen.

In der Nähe großer Verkehrsadern befinden sich große Mengen von Blei im Staub – das konnte in den USA und auch in der Schweiz immer wieder nachgewiesen werden. Der Schweizer Toxikologe Moeschlin konnte nachweisen, daß organische Bleiverbindungen, wie sie in Auspuffgasen vorkommen, etwa zehnmal so giftig sind wie anorganisches Blei. Denn organische Verbindungen werden vom Körper leichter aufgenommen und entfalten in diesem Fall eine krebserregende Wirkung. Die Bleiansammlung im Körper akkumuliert im Laufe des Lebens. Auf normalem Wege kann das Blei nicht zur Ausscheidung gelangen. Mit einer vierundzwanzigstündigen Bleiausschwemmung läßt sich der Nachweis für die Belastung erbringen. Mit einer einfachen EDTA-Infusionstherapie (zweimal wöchentlich) kann man die Bleibelastung rasch reduzieren. Es gibt Hinweise darauf, daß eine Verminderung der Bleibelastung auch entscheidend zur Krebsverhütung beiträgt.

Übrigens war in der untersuchten Patientengruppe nicht nur die Zahl der Krebsfälle deutlich erhöht, sondern auch die der Herz- und Kreislauferkrankungen. Nach der Behandlung wurde vielfach von einer Reduzierung des Cholesterinspiegels im Blut, außerdem von einer Normalisierung vormals abnormer EKG-Befunde berichtet. In einem Aufsatz aus dem Jahre 1984 berichtete der Schweizer Mediziner Blumer über eine unbehandelte Gruppe, bei der die Sterblichkeit durch Kreislauferkrankungen deutlich erhöht war, außerdem von erhöhter Sterblichkeit durch Krebs, wobei die Latenzzeit teilweise über dreißig Jahre betrug, das heißt, die ursprüngliche krebsauslösende Belastung lag bis zu dreißig Jahre zurück. Neben der Candida können also auch eine Reihe anderer Faktoren das Immunsystem wesentlich schwächen. Um die Gesamtbelastung des Organismus zu verringern, müssen auch bei Candida-Befall diese Probleme mit bedacht und mit behandelt werden.

Immunschäden im Bereich der immunologisch aktiven weißen Blutkörperchen sind ein frühes Warnsignal. Das Gift Blei kommt überall in unserer Zivilisation vor - übrigens auch in besonderem Maße durch den Flugverkehr verursacht. Bei unbestimmten oder scheinbar streßbedingten Symptomen sollte man immer eine Bleiausscheidungsstudie vornehmen, statt Tranquilizer zu verabreichen oder den Patienten in psychologische Behandlung zu überweisen. Auch hier eröffnet sich ein Weg, um vor Krebs und Herz-Kreislauf-Erkrankungen zu schützen.

Viren, Umweltschäden, Immundepression und Krebs

Im Rahmen unserer bereits im letzten Kapitel vorgestellten Studie untersuchten wir immungeschädigte Patienten, die unter anderem auch hohe Bleiwerte aufwiesen. Bei allen Patienten dieser Gruppe wurde bei der Aufnahme eine Untersuchung des Immunstatus durchgeführt. Das heißt, die Menge und Relation der T-Helfer- und Suppressorzellen wurde bestimmt, außerdem die Menge der B-Zellen. Weiter bestimmten wir auch Virusantigene, untersuchten also die Reaktion der Patienten auf bestimmte Viren, die chronische Erkrankungen verursachen, insbesondere Viren der Herpesgruppe, die sich durch Bläschenausschlag bemerkbar machen (anders als der Epstein-Barr-Virus, der keine Bläschen hervorruft). Außerdem wurden Allergietests durchgeführt, um bestimmte Umweltbelastungen zu ermitteln.

Die gesamte Patientengruppe bestand ebenso wie die bleibelastete Untergruppe aus Personen, die über vielfache Beschwerden klagten, bei denen aber kein bestimmtes Krankheitsbild diagnostiziert werden konnte. Typische Symptome: Abgeschlagenheit, chronische Müdigkeit, gelegentlich erhöhte Temperatur, Gelenk- und Muskelschmerzen, Magen-Darm-Beschwerden und vieles andere, was in einer ganzheitsmedizinischen Allgemeinpraxis täglich vorgetragen wird.

Bei der Gruppenallergietestung (man testet rationellerweise die Allergene gruppenweise, bevor man sie näher bestimmt - also zum Beispiel nach den Gruppen Inhalate, Früchte, Gemüse, Nüsse usw.) wurden geringste Mengen von Antigenen unter die Haut gespritzt. In sehr vielen Fällen war bei den Patienten die Reaktion auf Candida, Hausstaub, Hausstaubmilben und andere luftgetragene Stoffe sehr stark. Es stellte sich heraus, daß fast sämtliche Patienten aus dieser Gruppe unter multiplen Allergien litten, die allerdings nur versteckt auftraten. Sie äußerten sich also nicht in der bekannten Form durch Reizung von Haut und Nasen-Rachen-Schleimhäuten. Gleichzeitig stellten wir bei 85 Prozent dieser Patienten besondere Antikörper gegen bestimmte Viruserkrankungen fest, insbesondere gegen den Epstein-Barr-Virus. Weiter fanden wir eine besonders signifikante Erhöhung der Zahl der B-Zellen und der T-Suppressorzellen. Über diese Phänomene wurde erstmals vor drei Jahren in der medizinischen Fachpresse der Vereinigten Staaten berichtet, seither spricht man vom »chronischen Epstein-Barr-Virus« (CEBV). Eigentlich handelt es sich dabei um eine akute Erkrankung, die im Jugendalter auftritt (das »Pfeiffersche Drüsenfieber«) und normalerweise rasch abklingt. Manchmal jedoch nimmt die Erkrankung chronische Formen an und kann sich dann durch die verschiedensten Symptome bemerkbar machen, zum Beispiel durch psychische Beschwerden wie Depression, Konzentrationsschwäche, Angstzustände und vieles andere. Vielfach berichteten die Patienten, sie seien mit bestimmten Holzschutzmitteln oder Lacken und Farben in Kontakt gekommen, denen eine immundepressive Wirkung zugeschrieben wird. Anscheinend wird das Virus reaktiviert, wenn jemand über längere Zeit diesen Mitteln ausgesetzt ist, und verursacht dann das chronische Syndrom.

Bei über 85 Prozent der untersuchten Patienten fanden wir hohe Antikörperwerte gegen das Epstein-Barr-Virus, obwohl sich Dreiviertel der Patienten keiner früheren Erkrankung bewußt waren. Interessanterweise litten aber alle diese Patienten unter multiplen Allergien, insbesondere gegen Candida und andere luftgetragene Pilze sowie gegen Umweltschadstoffe. Bei einem Drittel der Fälle lagen asthmatische Beschwerden oder allergische Ekzeme vor. Interessant ist auch der Zusammenhang zwischen den Werten von Epstein-Barr-Virusantikörpern und anderen Antikörperwerten, da ja gerade diese auch bei Allergien gegen Chemikalien und Nahrungsmittel erhöht sind. Unsere Befunde wurden von der amerikanischen Fachpresse der letzten drei Jahre bestätigt. Außerdem wurden weitere Zusammenhänge zwischen chronischen Viruserkrankungen und Autoaggressionskrankheiten und Krankheiten aus dem rheumatischen Formenkreis in der Praxis nachgewiesen. Auch ein Zusammenhang zwischen chronischen Viruserkrankungen und multipler Sklerose erscheint möglich.

Mit Sicherheit aber besteht ein Zusammenhang zwischen den chronischen Viruserkrankungen (besonders des Epstein-Barr-Virus) und der Allergiebereitschaft. Dafür spricht eindeutig die Praxiserfahrung, nach der eine konsequent durchgeführte Allergiebehandlung das schlechte Allgemeinbefinden in den meisten Fällen grundlegend verbessert. Das Virus ist nicht direkt beeinflußbar, es spricht auf antivirale Medikamente nicht an. Anscheinend vermag es das Immunsystem derart zu schwächen und zu schädigen, daß es mit Umweltgiften wie Schwermetallen und Chemikalien schlechter fertig wird und die Allergiebereitschaft wächst.

In einer noch andauernden Studie hier in der Bundesrepublik haben wir noch einmal 65 Patienten mit ungeklärten Beschwerden untersucht. Bei einer Teilgruppe von 19 Personen fanden wir in 18 Fällen Antikörper gegen das Epstein-Barr-Virus. Gleichzeitig fanden sich bei 17 Personen aus dieser Gruppe erhöhte Werte bei den T-Suppressorzellen, also eine eindeutige Immunstörung. Bei diesen 17 Patienten begannen wir nun eine Allergiebehandlung unter besonderer Berücksichtigung von Candida und anderen Pilzen, Hausstaub und Hausstaubmilben. Bei allen Patienten verbesserte sich durch die Behandlung schlagartig das Allgemeinbefinden.

Epstein-Barr-Virus und Umweltschäden stehen anscheinend in einer sich gegenseitig verstärkenden Wechselbeziehung. Schwer zu sagen, wo die Ursache und wo die Wirkung liegt. Das Wiederaufflackern der Viruserkrankung scheint durch Umweltschäden bedingt. Bei den Patienten wird die Reizschwelle herabgesetzt, und es machen sich chronische Krankheitsphänomene bemerkbar. Wenn diese Symptome unbehandelt bleiben, steigt mit Sicherheit die Gefahr einer Krebserkrankung oder von Autoimmunkrankheiten. Das Epstein-Barr-Virus gehört zur Gruppe der Herpesviren, die sich bekanntlich jahrzehntelang ruhig verhalten können, latent bleiben, bis sie plötzlich bei Immundepression und Streß jeder Art wieder erwachen, was sich ja leider oft durch das enorm schmerzhafte Leiden der Gürtelrose bemerkbar macht. Direkt ursächlich behandeln kann man zur Zeit nicht. Aber man kann vorbeugen. Bei unklarer, chronischer Symptomatik kann man Allergietests auf Pilze und andere mit der Luft eingeatmete Schadstoffe machen und Umweltbelastungen durch Schwermetalle (insbesondere Blei und Cadmium) ermitteln. Nach diesen Untersuchungen stehen einfache Behandlungsmethoden zur Verfügung, die die Anfälligkeit vermindern und den Widerstand deutlich erhöhen können.

Schlußwort

Wir haben versucht, die Tücken der Candida dem Leser so verständlich zu machen, daß sie trotz der Komplexität der Faktoren, die dabei eine Rolle spielen können, verständlich werden. Abschließend wollen wir daran erinnern, daß im Zentrum der Diagnose und Therapie immer der kranke Mensch stehen muß und nicht die Krankheit. Symptome, Krankheitsverlauf und Therapie sind bei jedem Menschen anders, obwohl natürlich auch bestimmte grundlegende Regelmäßigkeiten festzustellen sind.

Daß diese Regelmäßigkeiten aufgedeckt wurden, verdanken wir den Pionieren auf dem Gebiet der Candidaforschung (u. a. Dr. Theron Randolph, Orion Truss und W. Crook). Dank ihrer Beobachtungsgabe wurde das Candida-Syndrom zunächst einmal beschrieben. Später konnte dann den Patienten endlich eine Behandlungsmöglichkeit angeboten werden.

Die Hefepilzerkrankung ist so problematisch, weil ihre Symptomatik so vielfältig ist. Gerade deshalb wird sie von Spezialisten oft übersehen, da sie zunächst an ihr Fachgebiet und nicht an die Ausbreitung der Erkrankung über den ganzen Körper denken. Wenn aber das eine oder andere Symptom partout nicht ausheilen will, wenn die Ärzte sich schon frustriert auf die Diagnose »psychosomatisches Syndrom« einigen und den Patienten zum Psychologen schicken wollen, dann sollte man einmal die Hefequaddel am Arm setzen und beobachten, ob es zu einer Reaktion kommt.

So einfach die Diagnose zu stellen ist, so kompliziert ist die Behandlung. Sie muß immer auf die Besonderheiten des Individuums abgestellt werden. Je länger diese Krankheit besteht, desto mehr Immunschwächen sind zu erwarten. Sie alle müssen behandelt werden, denn der Pilz ruft Immundefekte hervor, die sich später durch noch weit schlimmere Erkrankungen bemerkbar machen können. Eine Pilzerkrankung darf man nie leicht nehmen, sie kann immer Vorläufer eines größeren Übels sein.

Die Zusammenhänge zwischen der Pilzerkrankung und einer vorangegangenen Herpes- oder Epstein-Barr-Infektion oder Umweltverschmutzungen wie der chronischen Bleivergiftung sind noch nicht endgültig geklärt. Sicher aber ist, daß eine sehr hohe Korrelation zwischen Pilz, Umwelterkrankungen und Viren besteht. Die Verbindung zwischen chronischer Bleivergiftung und Krebserkrankungen hat Blumer in der Schweiz schon vor Jahren nachgewiesen. Mit der Entwicklung der Chelattherapie hat Blumer einen wesentlichen Beitrag zur Prävention von Krebserkrankungen, aber auch von Herz- und Kreislaufschäden geliefert. Vielleicht hat die Behandlung der Candidiasis eine ähnliche präventive Funktion, denn auch sie scheint mit großer Häufigkeit in der Vorgeschichte von Krebs- und Autoimmunerkrankungen aufzutauchen.

Trotz des langen Leidensweges der Patienten, der sich oft schon über Jahre hinzieht, ist als positiv festzuhalten, daß die Krankheit, einmal erkannt, mit sehr hoher Wahrscheinlichkeit (wenn auch vielleicht nicht immer) zum Ausheilen oder zumindest unter dauernde Kontrolle gebracht werden kann. Wenn die Behandlung nicht vorzeitig abgebrochen wird und alle Vorschriften bezüglich Behandlung und Ernährung eingehalten werden, sind mit großer Wahrscheinlichkeit gute Resultate, also eine ganz wesentliche Verbesserung und Normalisierung des Allgemeinbefindens zu erwarten.

Literatur

Airolo, P.: How to get well. Health Plus Publishers, Phoenix, Arizona, 1979.

Blumer, W. / Reich, Th.: Gesundheitsschäden durch Bleibenzin. Schweizer Rundschau 64, Nr. 9 (1975), 261 - 265.

Blumer, W. / Reich, Th.: Bleibenzin und Krebsmortalität. Schweizer medizinische Wochenschrift 106, Nr. 15 (1976), 503 - 506.

Cranton, E. / Brecher, A.: Bypassing the Bypass. Stein and Day Publishers, New York 1984.

Crook, W. G.: The Yeast Connection. Professional Books, Jackson, Tennessee, 1984.

Dalton, K.: PMS and Progesterone Therapy, Yearbook Medical Publishers, Chicago ²1984.

Dickley, L. D. (Hrsg.): Clinical Ecology. Thomas Publishers, Springfield, Illinois, 1976.

Hoffer, A. / Walker, M.: Orthomolecular Nutrition. Keats Publishing Co., New Canaan, Connecticut, 1978.

Dosch, P.: Lehrbuch der Neuraltherapie nach Huneke. Karl Haug Verlag, Heidelberg ¹²1986.

Mandell, M.: 5-Day Allergy Relief System. Pocketbooks Publishers, New York 1979.

Markus, Harold H. / Finck, H.: Warum fühle ich mich ständig krank? Ehrenwirth Verlag GmbH, 1992.

Martin, C.: Die Chelattherapie. Universitas Verlag, München 1986.

Miller, J.: Food Allergy (Provocative Testing Method). Charles C. Thomas, Springfield, Illinois, 1980.

Miller, J.: Food Allergy. Charles C. Thomas, Springfield, Illinois, 1972.

Moeschlin, S.: Klinik und Therapie der Vergiftungen. Thieme Verlag, Stuttgart 1972.

Pauling, L. / Cameron, E.: Cancer and Vitamin C. Linus Pauling Institute of Science and Medicine, Menlo Park, California, 1979.

Pistor, M.: Un Défi Thérapeutique, Mésotherapie. Librairie Maloine, Paris 1980.

Rae, W.: Chemical Sensitivity and Environment. Journal of Immunology and Allergy Practice. September/October 1982.

Schroeder, H.A.: Trace Elements and Man. Devon-Adair Publishers, Old Greenwich, Connecticut, 1978.

Straus, S. et al.: Persisting Illness and Fatigue in Adults with Evidence of EBV-Infections. Annals of Internal Medicine 102 (1985), 7 - 16.

Truss, O.: The Missing Diagnosis. Birmingham, Alabama, 1981.

Truss, O.: Restauration of Immunological Competence to Candida Albicans. Journal of Orthomolecular Psychiatry 9 (1980), 287 - 301.

Virchow, R.: Zellularpathologie. A. Hirschfeld Verlag. Berlin 1871.

Wehrli, F.: Hämatogene Oxidationstherapie. Hippokrates 30, 16 (1959), 2 - 4.

Karen Acuff / Hans Finck

Die Anti-Hefepilz-Diät

Richtige Ernährung bei Candida albicans.
128 Seiten. Pbck. ISBN 3-431-03355-5.

Wer mit einer Hefepilzerkrankung erfolgreich fertig werden will, muß sich auf einige Änderungen seiner Lebensgewohnheiten gefaßt machen. Im Vordergrund steht dabei eine Ernährungsumstellung: Speisen, die dem Pilz als Lebensgrundlage dienen, sind auf jeden Fall zu vermeiden.
Mit Hilfe der in diesem Buch vorgestellten Vitalkost können sich Candida-Patienten einerseits selber sinnvoll und gesund ernähren, andererseits aber auch für Familienangehörige und Gäste stets eine attraktive Mahlzeit zusammenstellen, so daß trotz der strengen Diätforderungen auf die Freude am gemeinsamen Essen nicht verzichtet werden muß.

Dr. med. Harold H. Markus / Hans Finck

Warum fühle ich mich ständig krank?

Das Schimmelpilzproblem. Pilze als Auslöser von Haut-, Darm- und Atemswegerkrankungen, neue Therapien gegen Neurodermitis, Colitis ulcerosa, Morbus Crohn.
4. Auflage. 112 Seiten. Pbck. ISBN 3-431-03222-2.

Dieses Buch richtet sich an die zahlreichen Patienten, bei denen neben Hefepilzen noch andere Belastungsfaktoren und Symptome eine Rolle spielen: Parasiten, Viren, Streß, vor allem aber Schimmelpilze. Neue Erkenntnisse zeigen, daß Pilzinfektionen sehr häufig bei Neurodermitis, Psoriasis, seborhöischem Ekzem, Morbus Crohn und Colitis ulcerosa mit im Spiel sind. Das Buch zeigt neue Behandlungsmöglichkeiten für alle diese Krankheiten auf. Auch die Darmsanierung mit Hilfe freundlicher Bakterien und die Behandlung von Streßproblemen durch Psychotherapie und Entspannungsmethoden werden ausführlich dargestellt.